中医临床精要

编著 李桂

中医古籍出版社
Publishing House of Ancient Chinese Medical Books

图书在版编目（CIP）数据

中医临床精要 / 李桂编著 . － 北京：中医古籍出版社，2021. 5
ISBN 978 － 7 － 5152 － 1964 － 6

Ⅰ . ①中…　Ⅱ . ①李…　Ⅲ . ①中医临床 – 经验 – 中国 – 现代
Ⅳ . ①R249. 7

中国版本图书馆 CIP 数据核字（2019）第 295877 号

中医临床精要

李　桂　编著

责任编辑　刘　婷
责任校对　蒿　杰
封面设计　韩博玥
出版发行　中医古籍出版社
社　　址　北京东直门内南小街 16 号（100700）
电　　话　010 – 64089446（总编室）　010 – 64002949（发行部）
网　　址　www.zhongyiguji.com.cn
印　　刷　廊坊市鸿煊印刷有限公司
开　　本　850mm × 1168mm　1/32
印　　张　8
字　　数　160 千字
版　　次　2021 年 5 月第 1 版　2021 年 5 月第 1 次印刷
书　　号　ISBN　978 – 7 – 5152 – 1964 – 6
定　　价　38. 00 元

作者简介

李桂，男，1939 年 1 月出生于广东雷州，汉族，毕业于湛江医专，现任雷州市南兴镇防治所所长兼四海联谊会会长。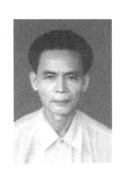

作者出身于中医世家，先祖李泽春、李钊波、李圣兰，父亲李龙标，均为远近闻名的中医师。其自幼受父辈的熏陶，立志从医，悬壶济世，并获真传，成为第五代传人。

1959 年作者医专毕业后，分配到雷州市调风镇卫生院任药剂员、助理医师。"文革"后，调回南兴镇防治所任中西医结合医师、副所长、所长和卫生协会主任。在其从医生涯中，树立了良好的医风和高尚的医德，赢得了上级的赞誉和群众的信赖与拥戴，多次被评为县、市医疗卫生先进工作者，当选为镇、县多届人大代表。

作者在 40 余年的从医生涯中，始终致力岐黄之术。其经年累月，搜集挖掘了大批民间验方；特别是对疑难杂症，如肝硬化腹水、肝炎、妇科、内科等疾病，潜心探究，追本穷源，攻克难关，为不少患者驱走死神，并积累了较丰富的医疗经验，还积极发表论文，做学术交流，获得专家学者的一致好评。

1991 年经基层和广东省推选作者参加"全国首届培训中国乡村医生医学学术交流会";1993 年 9 月,被广东省推选参加"首届全国农村医生医学学术会议";1995 年参加在天津举办的"全国医学学术会议";1999 年 10 月,在北京参加"第十三届知识经济走向市场走向世界医学学术会议",发表论文数篇,获金牌一枚;2000 年 4 月 22 日,在北京人民大会堂参加"国际传统中医医药医学学术会议",有幸与原卫生部部长钱信忠合影留念;2000 年 7 月,在我国香港参加"国际传统中医学学术表彰会",获国际医学论文金奖;2001 年在《仲景医魂》《中国实用综合医学》等刊物各发表论文 4 篇,在我国香港医药出版社出版的《世界名医论坛》发表论文 4 篇,并获金奖;2002 年参加北京仲景医魂学术会,同年,参加在北京举办的世界医学专家学术会议,还代表医学界参加了"国庆观礼",并在世界各地及我国香港多种医学杂志上发表了多篇论文;2003 年 9 月 26 日,参加卫生部(卫健委)在北京召开的"中国传统医学发展与创新学术大会";2003 年 12 月 26 日,在北京参加"奇难杂症医学学术大会";2005 年 9 月,在北京参加"中华医师协会学术会",并获奖;2005 年在北京人民大会堂参加卫生部(卫健委)召开的"中国名医论坛学术会",并与吴阶平、裘法祖合影留念,多篇论文获奖,并在我国香港、台湾地区医学杂志上发表多篇论文,并获奖。

前　言

中华医学历史悠久，源远流长，博大精深。中医书籍浩如烟海，历代圣贤张仲景、李时珍等的医药巨著浩繁宏阔，全球瞩目。数千年来，中华医学随着历史的前行，踏着稳健的步伐向前迈进，显出无穷的济世魅力，犹如璀璨的珠玉，放射出耀眼的光芒。中华医学宝库在历代医学工作者的共同努力下，得以发扬光大。新中国成立后，党和政府给予了中华医学事业极大的重视和支持，制定了一系列发展中华医学事业的政策和法规，大力培养医学人才，使医学事业沐浴党和政府的阳光雨露，迅速复苏和发展，杏林空前繁茂，国家之幸，人民之幸。

20 世纪末叶以来，中华医学事业与百业同辉，蒸蒸日上，欣欣向荣，生机勃勃，成就辉煌。为进一步挖掘和丰实中华医学宝库，展现城乡名医的医术精华，弘扬医疗工作者的高尚医德医风，展示医疗工作者在其行医生涯中的临床实践，以及潜心研究出的丰硕成果，广大医疗工作者在为民防病治病中，以圣贤张仲景、华佗、李时珍等为榜样，任劳任怨，呕心沥血，造福人民，致力开辟中华医学的新纪元。

人类的疾病深深地考验着广大医疗工作者，我们在面对死亡的威胁时，临危不惧，延伸着患者的生命历程。我们在没有硝烟的战斗中，用血肉之躯，用崇高的信念和精益求精的技术筑起战胜疾病的不倒长城；我们用热血、用生命和对医疗事业的挚爱，书写着医疗工作者悬壶济世、舍生取义可歌可泣英雄事迹。在重大的疫情面前医务工作者的社会角色和职业道德得到极大的升华，在中医事业面临新的挑战时，广大医疗工作者以新的精神面貌、新的姿态、新的步伐，迎接新的挑战。

中华医学事业任重而道远，要使医学事业适应新世纪的要求，需摒弃缺点，发扬优势，取西医之长，走中西医相结合的具有中国特色的中华医学发展道路，谱写中华医学的新篇章。

余在从医 40 多个春秋中，通过广泛搜集积累，特别是在治疗各种慢性疑难杂症的过程中，不断实践探索，采用传统医学和现代医学相结合的治疗方法，并应用于临床，从中吸取经验加以总结，屡屡收到出乎意料的神奇效果。为发展中华医学，我现将一部分临床经验和处方公开交流，抛砖引玉，同时，也可供广大医疗工作者之临床参考。

作者：李桂
2004 年 3 月

4

赠　　言

伟大的祖国历史悠久、幅员辽阔、地大物博。古老的中国传统中医学更犹如一颗璀璨的东方明珠，在浩瀚的医学领域中，放射着它夺目的光彩。

历代圣祖张仲景、华佗、李时珍等医林先辈，呕心沥血倾其智慧，为子孙后代铸就了不朽经典，令无数后人仰慕、追忆。

在各条战线捷报频传、科学技术突飞猛进、万象更新的今天，医学界更是人才辈出、卧虎藏龙，可谓青出于蓝而胜于蓝。

本人因工作上的便利，在一次学术研讨交流大会上有幸认识了立志为医生、天生好济人的广东省雷州市南兴镇防治所所长兼任四海联谊会会长的中医师李桂先生，李先生的特色医技和出色的学术报告给我留下很深的印象。后经多次接触、洽谈及委派本社特派记者实地专访，方知李先生不但医术精益求精而且医德日臻完美。故赠诗一首："路徒不畏艰，扶伤德为先，足迹光明照，谱写济世篇。"他承祖训，获真传，成为李氏第五代传人。在从医40余年生涯中，他始终废寝忘食、

5

孜孜不倦地倾心致力于中医民间验方的发掘，勤于探索、勇于实践，利用其家传秘方及自己的广博学识，攻克了重重医学难关，为众多绝症患者带来了希望的曙光。临床中，他尤为擅长治疗肝硬化腹水、癌症、癫痫、哮喘、妇科、男科等奇难杂症。其多次应邀出席国内外大型经验交流会，撰写学术论文数篇，并先后获得金奖和金牌，相继发表于我国香港及泰国等世界著名医学杂志上，其医术精湛、医德高尚，深受广大患者及有关专家学者好评。

他博古融今，力争走中西医结合之路，并将养生保健思想巧妙地施用于防病治病当中，倡导自我调节的"想象养生保健"，如：想象蔚蓝的天空，使人胸襟开阔；想象蓝天下的草原，令人心旷神怡、舒畅豪放；想象白云，有轻松安逸之感；想象五彩霞光，给人以温暖、悠闲、安宁和美好的联想；想象皓月当空，思念之情以及那种超凡脱俗的真情大爱便会油然而生……他的养生保健方法，既是治病良方，又蕴含了极其深奥的人生哲理。俗话说："身病源于心病。"人的一生，充满喜怒哀乐、悲欢离合、七情六欲的失控，足以导致各种疾病。人生无常，来去空空，倘若能够很好地把握身心，做到胸怀大度、宽容、不急不气、不嗔不怒、不怨不恨，能理智地面对生活中所需承受的一切，及时调整自己的心态，想方设法拓宽自己的视野，既帮助自己摆脱了困境，又消除了病痛，何乐而不为呢？闻名遐迩、硕果累累的医师李桂先生独具匠心，其潜心研创出的养生保健方法，堪称医学百花园中一枝奇葩，谱写了中华医学的新篇章，为中华医学事业的繁荣、发展、创新，做出了积极的贡献。

中华医学事业任重而道远，许许多多神奇的医术、验方还有待深入挖掘。祝愿立志悬壶济世、功成名就的医师李桂先生及所有视治病救人为己任的有识之士，都能够美梦一一成真！

中国医药教育协会军地医学人才教育中心

2006. 8. 16

序

　　祖国医学，历史悠久。中医书籍，浩如烟海。其为中华民族的繁衍昌盛贡献无量。中医的独特医学理论是由历代医家从实践到理论，再由理论到实践，反复总结而成。祖国医学是由于历代许多医学家著书立说，中医理论代代相传，流芳百世，今广东雷州李桂先生乃其中之一也。

　　李先生积四十余年临证之精华，著成《中医临床精要》一书。他认为奇难杂症折磨人之身心，摧残人之生命，是人类健康的大敌；其敢于探索，勇于实践，刻苦钻研，治病救人，造福于民；又留神医药，精究方术，勤求古训，博采众方，惟人道主义是务。

　　故是书质朴，文字精要；崇尚实际，不事空谈；概念准确，条理清楚；重点突出，切合临床；论理透彻，通俗易懂；遵于古法，法明方效；参己心得，灵妙无穷。

李桂先生志于临床，谦虚好学，博极医源，精勤不倦，精益求精，穷究其因，洞悉其理，精通其性，实乃一代新秀，故于百忙之中赏读并乐之为序。

张文义
2008 年 6 月 28 日
于北京中医药大学

弘扬健康产业精

辉煌造福人类

身心健康

癸未年

刘冠杰书

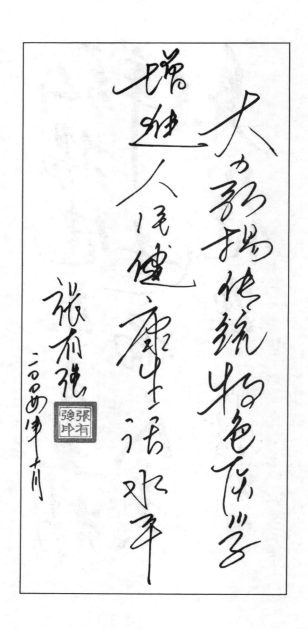

大力弘扬传统特色医学

增进人民健康生活水平

张有强

二〇〇四年十月

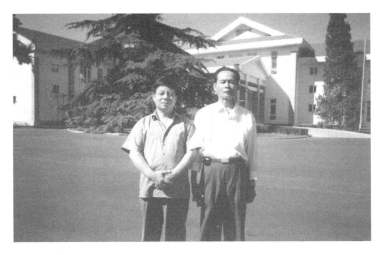

张文义教授与李桂主编　2004 年 8 月 28 日在北京钓鱼台合影

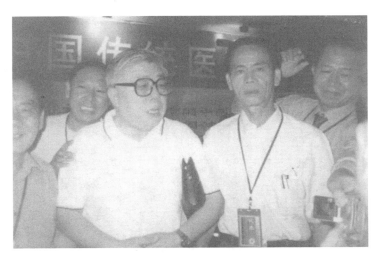

　　2003 年在卫生部（卫健委）举办的中国传统医学学术会议上
与曹荣桂副部长合影

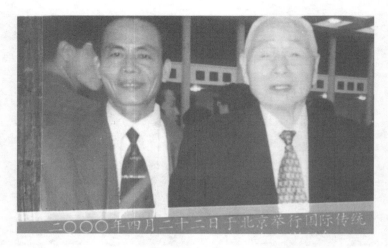

2000 年 9 月在北京人民大会堂国际传统医学学术会上
与卫生部（卫健委）原部长钱信忠合影

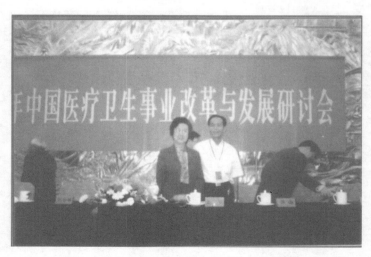

2004 年在北京人民大会堂参加卫生部（卫健委）举办的
学术会议上合影

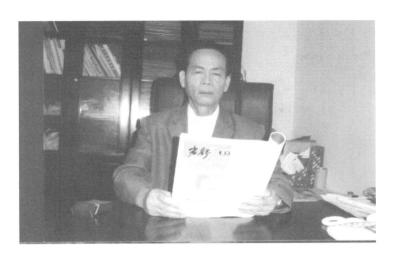

作者学习留影

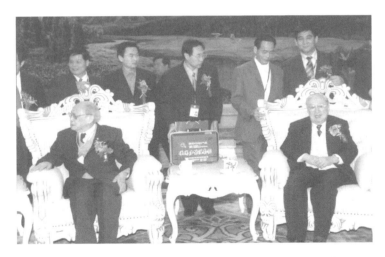

北京人民大会堂第五届中国名医论坛上与全国人大
常委会原副委员长吴阶平合影

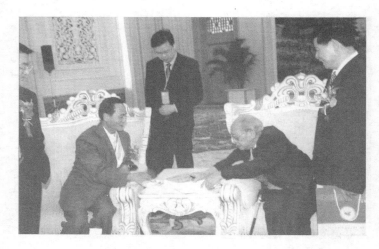

在北京人民大会堂举第五届中国名医论坛上与
中国科学院院士、中国医学科学院原院长裘法祖合影

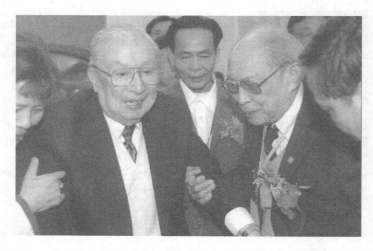

在北京人民大会堂第五届中国名医论坛上与世界医学家，
中国科学院院士吴阶平、裘法祖合影

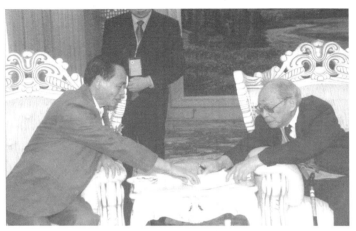

作者与裘法祖合影

继承发扬中国医药事业为人类健康做贡献

贺中医论治奇难杂症

二零零五年四月

雁翔于北京

賀中醫論治奇難雜證

總結傳統寶貴經驗

豐富中醫診醫學寶庫

乙酉春月　於北京醫藥大學

中医保健养生学 悬壶济世得真传

——记雷州市南兴镇防治所所长 李桂

1939年元月出生在广东雷州市的李桂，毕业于湛江医专，历任雷州市调风镇卫生院药剂师、助理医师、卫生协会主任。现任雷州市南兴镇防治所所长，兼四海联谊会会长。

自幼受父辈李龙标（系名老中医）熏陶，立志从医，悬壶济世，并获真传，成为李氏第五代传人。长期以来，始终致力于搜集、挖掘、整理大量的民间验方，特别是对一些疑难杂症、肝硬化腹水、肝炎、妇科、内科等疾病更是潜心钻研探究、攻克了道道医学难关，使众多绝症患者绝处逢生，得以康复。

在中华中医学百花齐放，百家争鸣，各行各业都在突飞猛进的今日，成就卓著的中医师李桂，对待疾病的起因与养生学说更具自己独到见解，他将养生保健与中医治疗有机地结合起来，为患者带来了福音。俗话说：身病源于心病，人的一生中充满了喜怒哀乐、悲欢离合，七情六欲很容易导致疾病，倘若能够很好地把握自己，遇事不急不气、不怨、不怒、不嗔、不恨，理智地把握自己的心态，行为，常处宽容、平静、祥和的状态，用积极乐观的态度对待人生，那么一些因心病而引发的身病，自然就会大大地减少或很快得以康复。李桂医师将这愉悦身心陶冶性情的自然之理巧妙地融入了养生保健之中，中医学中的养生保健更是医学百花园中的一支奇葩，具有非常广阔的发展前景。

综合多年丰富的实践经验，撰写了数篇颇具影响力的学术论文，荣获国际医学论文金奖、金牌，相继发表在国内及香港、泰国等世界医学杂志上，并在医学学术领域中进行了广泛的推广交流，博得专家学者的一致赞赏。先后应邀出席了北京世界医学专家学术会、北京仲景医魂学术会、北京奇难杂症医学学术大会、首届全国农村医生医学学术会议、全国天津医学学术会议，在北京人民大会堂举办的国际传统中国学学术会议之时，有幸与前卫生部部长钱信忠合影留念。出席香港国际传统中医学学术表彰会获国际医学论文

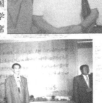

奖。从医40余年中，始终以身作则，树立了良好高尚的医德医风，深深赢得了上级领导和周围群众的信赖与拥戴，多次被推举为镇、县、人大代表及卫生先进工作者。

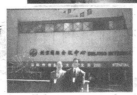

座佑铭：

　　抱雄心需毅力，滴水终能穿石！

地址：广东雷州市南兴镇防治所
邮编：524269
电话：0759-8461148

作者：张有强

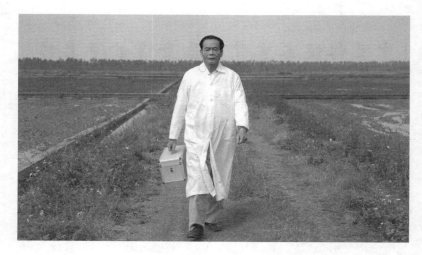

李桂先生几十年如一日，奔走在乡间为农民兄弟诊疗的路上

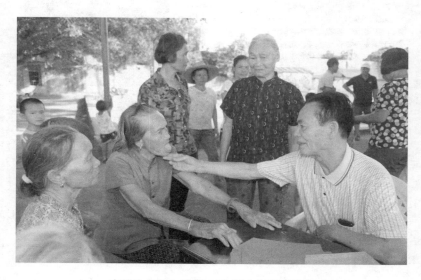

李桂先生深入基层免费为民众送医送药

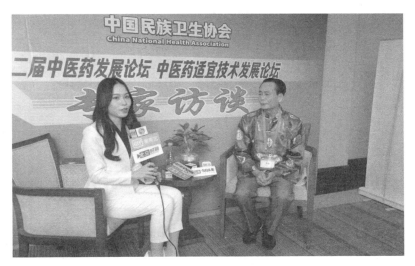

李桂先生出席 2020 年第十二届中医药发展论坛，并接受记者采访

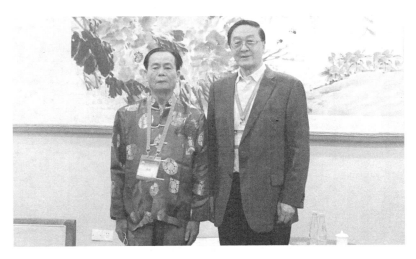

李桂先生出席 2020 年第十二届中医药发展论坛，并与原国家卫生部张凤楼副部长合影

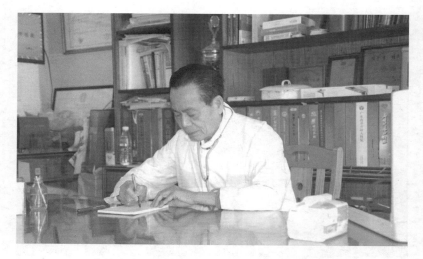

李桂先生坚持学习，撰写医学心得和医学论文

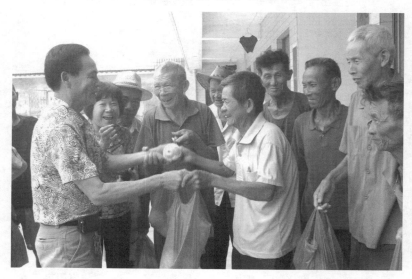

李桂先生三十多年来，中秋和春节都到南兴镇多家养老院慰问

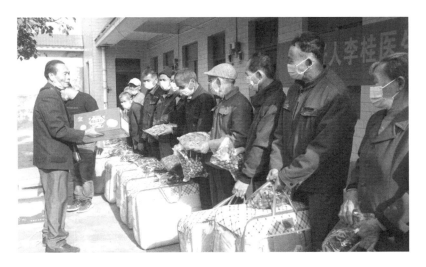

李桂先生持续三十多年，给五保老人赠送慰问品

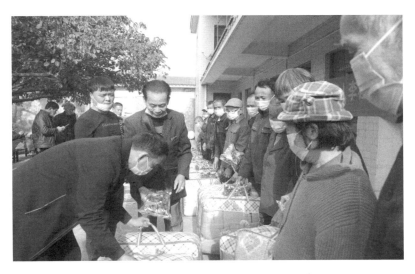

李桂先生持续三十多年，给五保老人赠送慰问品

目　录

绪　　论

　　人类生活于社会，实质寄生于自然界，无时不与自然环境密切相关。天以五气养人，臊气凑肝、焦气凑心、香气凑脾、腥气凑肺、腐气凑肾；地以五味养人，酸入肝、辛入肺、苦入心、咸入肾、甘入脾。人处于自然界，五脏外应五时，机体内环境必须和外界环境统一，才能维持其生命。如与自然界气候反常，或是情志太过，破坏了人与自然的统一，扰乱了五脏之气的协调，疾病就会接踵而至。

　　天人相应之整体观的医学理论与正常生命活动以及病理变化的指导思想谓：夫天布五行，以运万类，人禀五常，以有五脏，经络府俞，阴阳会通。其言表明人与自然万物息息相关，人体是由天地五气的运动变化所产生的，人正是禀受了自然界木、火、土、金、水五类物质元素，才构成形体，这五种物质元素又可概括为阴阳二气。人之所以能生存，就在于人与自然万物在物质上有着共通的内在联系，自然界存在着人类赖以生存的各种必要条件。夫人禀五常，因风气而生长，表明人对自然界物质的依赖性和运动规律的一致性。人必须适应外界环境，才能生存。反之，则为疾病发生的原因和条件，故风气虽能生万物，亦能害万物，如水能行舟，亦能覆舟。这就说明了人与自然界四时气候是密切相关的，人既不能离开自然界而独立生存，同时又必须正气充足，才能适应四时气候的变化而不致发生疾病，所以若五脏元气通畅，人即安和。这与人以天地之气生，四时之法成，人应四时者，天地为父母的思想是一致的。

人的生存必须依赖于自然界天地万物，以及四时之气互相关系，但也与五行、五气、五味更为相关。天食人以五气，地食人以五味。五气入鼻，藏于心肺，上使五色修明，音声能彰，五味入口，藏于肠胃，味有所藏，以养五气。气和而生，津液相成，神乃自生。

妇人无须者，无血气乎？冲脉、任脉皆起于胞中，上循背里，为经络之海。其浮而外者，循腹右上行，会于咽喉，别而络唇口，血气盛则充肤热肉，血独盛则澹渗皮肤，生毫毛。今妇人之生，有余于气，不足于血，以其数脱血也。冲任之脉不荣口唇，故须不生焉。

老人之不夜瞑者，何气使然？少壮之人不昼瞑者，何气使然？壮者之气血盛，其肌肉滑，气道通，营卫之行，不失其常，故昼精而夜瞑。老者之气血衰，其肌肉枯，气道涩，五脏之气相搏，其营气衰少而卫气内伐，故昼不精，夜不瞑。

人有热，饮食下胃，其气未定，汗即出，或出于面，或出于背，或出于身半，其不循卫气之道而出，何也？此外伤于风，内开腠理，毛蒸理泄，卫气走之，故不得循其道。此气慓悍滑疾，见开而出，故不得从其道，命曰漏泄。

夫血之与气，异名同类，何谓也？荣卫者，精气也，血者，神气也，故血之与气，异名同类焉。故夺血者无汗，夺汗者无血，故人生有两死而无两生。

人饮酒，酒亦入胃，谷未熟而小便独先下，何也？酒者，熟谷之液也，其气悍以清，故后谷而入，先谷而液出焉。所以说人要生存，就必须适应自然界的发展规律，也就是适应四时五气、五行五味才能生存。这更证实人以天地之气生，四时之法成，人能应四时者，天地为之父母的科学道理。

谈 道 生

　　夫上古圣人之教下也，皆谓之，虚邪贼风，避之有时，恬淡虚无，精神内守，病安从来？此谓黄帝、岐伯等依上古圣人之言教人避病害之法也。虚邪贼风足以害人，如春旺于木，东风为正，西风为邪；夏旺于火，南风为正，北风为邪；秋旺于金，西风为正，东风为邪；冬旺于水，北风为正，南风为邪，言风从后来，乘虚而入之邪也。风之乘虚而入，犹贼之乘人不备而入室也，故谓之虚邪贼风，皆当随所遇而审，所以避之也，故曰避之有时。恬淡，安也，安则内无所营，处无所逐。虚无，空也，空则虚极，虚极静笃，臻于自然。真气，有生以来所有之元神也。从之，神不外散也。安于空虚，元神克保，则精无所伤，邪自难犯，病无由生，故曰精神内守，病安从来？

　　有真人者，提挈天地，把握阴阳，呼吸精气，独立守神，肌肉若一，故能寿敝天地，无有终时，此其道生也。真人者，无七情六欲，声色货利之人也。望之若愚，即之和也。其所受之天者，行必本乎天时；其所受之地者，行不违乎地气。天，阳也；地，阴也。遵天地，即所以和阴阳也。提挈于前而把握于后，庶几不失天地阴阳故有之真也。呼者气出也，吸者气入也。呼气至高，上可接天根；吸气至深，下可通地脉，气炼成精，精化为气，故曰呼吸精气。至于精气皆化，则独在乎神，故曰独立守神。肌肉若一者，犹言恬淡虚无，虽具形体，乃若空虚无有也。天地固空虚，尚不能若无有，故天地有混沌之劫，故曰寿蔽天地。若真人之无为而成，直可前乎无始，后乎无终，寿超天地以上，故曰无终时。道生者，明乎神注于天地之外，非藉形体以为生也，故曰道生。

有至人者，淳德全道，和于阴阳，调于四时，去世离俗，积精全神，游行天地之间，视听八达之外。此盖益其寿命而强者，亦归于真人。至人者，无仙凡珍域，纯任自然，能造其极之人也。其修德出于不自知，日积月累，至于无穷，故曰淳德；其乐道行乎不自已，规行矩步，从不出轨，故曰全道。知阴阳之不可偏胜，而恒能变理之，故曰和。知时序之不可或逆，而恒能顺受之，故曰调。无丝毫争竞之心，故曰去世。无斯须尘俗之见，故曰离俗。不求名，不求利，不露影，聚精会神，亦能呼接天根，吸通地脉，臻于气化精，精化气，精化神之境，故曰积精全神。如是游行于天地之间，有不耳目聪明，无远勿届，视听极于八荒者乎？是为有为而至之至人，亦自能永增其寿命而称强于世，全其形而生坐不朽，以炼神还虚，终得修于真人，故曰亦归真人。

　　有圣人者，处天地之和，从八风之理，适嗜欲于世观之间，无恚嗔之心。行不欲离于世，被服章，举不欲观于俗，外不劳形于事，内无思想之患。以恬愉为务，以自得为功。形体不敝，精神不散，亦可以百数。圣人者，大莫能载，小莫能破，不过不及之人也。其德足以配天地，以天地之教化为教化，以天地后载为后载，滋培涵养，天地同功，故曰处天地之和。其序足以合四时，以四时之寒热御寒热，以四时之燥温御燥湿，阴晴凉热不背四时，故曰从八风之理。其与世俗相处也，其间虽一饮食之微，亦必饥乃食，饱即止，渴乃饮，否则已。一据起之细，亦必夜就卧，早即兴，无尽寝，无梦惊。无在肯变其常度，而不即于安，故曰适嗜欲。有恨怒之谓志，有盛气之谓嗔。圣人于恨怒，则豫能防之，于盛气，则豫能平之，故曰无恚嗔之心。然其所作所为，又匪必绝异于人，故曰行不欲离于世。但其被服有章，章身有制，断无至耻恶衣服，妄至美乎绂冕，效法流俗人之所为，故曰举不欲观于俗。劳形之事，有所不为；劳神之患，有所必避。故曰外不劳形于事，内无思想之患。如是则七情可使不扰，六欲可使不侵。乐不使极，惟期适当，素位而行，不愿乎外，故曰以恬愉为务，以自得为功。贞固不摇则不衰，静默归真则完聚。形体不衰退，精神完聚，犹有不及百岁而萎者乎。故曰形体不敝，精神不散，亦可以百数。

　　有贤人者，法则天地，像似日月，辨列星辰，逆从阴阳，分别四时，将从上古，合同于道，可使益寿而有极时。贤人者，有过则改，无则加勉人也，即所谓已病而能治者也。亦能合天时行地利，体天之滋养众生，察地之安育万物，以施其补救之方，故曰法则天地。亦能合乎阴阳，顺乎时序，如日之升，如月之恒，以照临下土，而资人瞻仰，故曰像似日月。又如星众拱辰，能识南箕北斗，东启明，西长庚，以此比病之能识春温、夏热、秋燥、冬寒之各有阴阳从逆之理，以施其针砭药石之术，故曰辨列星辰。逆从阴阳，分别四时，几与古人有志同道合之慨，特仅得以古为徒，而未能与之同其归趣耳，故曰将从上古。合同于道，至能如是，亦自勿犯天地之和，可以保夭扎之患，使男女各得至于天癸数究之期，形体衰惫之日，实在无可用力之时，乃及终年，故曰亦可使益寿而有极时。

春三月，此谓发陈，天地俱生，万物以荣，夜卧早起，广步于庭，被发缓形，以使志生，生而勿杀，予而勿夺，赏而勿罚，此春气之应，养生之道也。逆之则伤肝，夏为寒变，奉长者少。春三月乃春天三个月也，为春夏秋冬四季之首，故先说春三月。发陈者，发生春前未发生之物也。如春旺于木，草木畅茂，几秋冬所枯之草，至春一概发芽是也，故曰发陈。当此之时，天地有生生不绝之机，蓬蓬发育之气，使各种萌芽，无一物不得其养，是谓天地俱生。使众生畅旺，无一不改其风，是谓万物以荣。上言在天地发生之令在人亦当因其发生，而令我步于庭者，是使舒筋活络，亦养阳之道也。人生如发生于头，应春之为四季首也，故宜松散以俟生。若发紧扎，便妨碍其生气，故曰被发缓形。被发，即松散之谓，缓形，即不紧扎之谓。以使志生者，要晓知物各有志，发亦物也，其志当以余血贯彻，使之造意，方觉无碍生气。松散不紧扎，即所以使其志生也，故曰以使志生。生而勿杀者，犹言当发生之初，不可用揠苗助长手段，使之不长大也。予而勿夺者，犹言让生之时，小草不可剪，嫩木不可伐，斧斤以时入山林之意也。赏而勿罚者，犹言当此之时，只可赏鉴，不可因其不好而去之，亦勿剪伐之意也。春气之应，本当如是，方不碍养生之道，故曰此春气之应，养生之道也。逆者，不顺也，逆之即不能如上之顺养生之道也，不能顺养生之道，于春则伤肝。以肝属木，旺于春，春旺不得旺，至夏不受火济，定当变热为寒，故曰夏为寒变。而能承奉以长者自少也，故曰奉者少。

　　夏三月，此谓蕃秀，天地气交，万物华实，夜卧早起，无厌于日，使志无怒，使华英成秀，使气得泄，若所受在外，此夏气之应，养长之道也。逆之则伤心，秋为痎疟，奉收者少，冬至重病。夏三月，夏天三个月也。蕃，护叶也；秀，开花也，故曰蕃秀。直天地泰交之时，其气正盛，又以火旺，譬如蒸物，未有不藉火而熟者也，此物之滋长之时也。在人当之，亦应夜卧早起，不失其时，一如春令。但当避热就凉，勿可为日所厌若，故曰无厌于日。尤不可无故动怒，怒则生火，以火助火，其火益烈。譬之花将就实，而欲之使老，恐不老而反致萎也。故必之不动怒，庶得如花之渐渐成秀也，故曰使志无怒，使华英成秀。使气得泄者，谓夏令热多，最忌闭塞，大宜开通。假如闭汗，便为开其肌腠，以泄其气是也。如汗由外出，不是内攻，所受在外，而非生内也，不知外泄正由内攻而然也，受外实所以受内也，故曰若所受在外。夏气之应，本当如是，故曰此夏气之应，养长之道也。若闭而不通，便易伤心，以心属火也。若逢收肃之秋，则酿成痎疟，故曰秋为痎疟。绵延至冬，则水来克火，病必加重，故曰冬至重病。

秋三月，此谓容平，天气以急，地气以明，早卧早起，与鸡俱兴。使志安宁，以缓秋刑。收敛神气，使秋气平。无外其志，使肺气清。此秋气之应，养收之道也。逆之则伤肺，冬为飧泄，奉藏者少。秋三月，即秋天三个月。草木渐凋，故曰地气以明。早卧以避新凉，早起以致新爽，故曰早卧早起。鸡鸣而起，故曰与鸡俱兴。斯时也，大火西行，金归秋旺，肃杀之气日厉，温和之气渐衰，端宜自怡自悦，以其安适而绝感触，故曰使志安宁，以缓秋刑。神不外露，气不外散，故曰收敛神气。燥则润之，湿则化之，故曰使秋气平。守志不阿，故曰无外其志。腥臭禁闻，秽浊忌吸，即使肺气清之谓也。此为养吸之道，秋气之应，当如是也。苟其逆之，则肺伤矣。以肺属金，旺于秋，失其养，则寒无所依，二便失固，故曰冬为飧泄。而欲奉以为冬藏，有几何哉？故曰奉藏者少。

冬三月，此谓闭藏，水冰地坼，无扰乎阳，早卧晚起，必待日光。使志若伏若匿，若有私意，若已有得，去寒就温，无泄皮肤，使气亟夺。此冬气之应，养藏之道也。逆之则伤肾，春为痿厥，奉生者少。冬三月，冬天三个月也。闭阖也，不开也，藏匿也，言至冬而阴盛阳衰，寒多热少，宜闭而不开，藏而不露也，故曰闭藏。时当闭藏，露结为霜，霜凝成冻，而水冰矣。风冷无尘，尘坚如石，而地坼矣。是以君子退藏于密，不让风寒侵犯，是谓无扰乎阳。早卧避寒，变如秋日，惟起则必待日出，以免早易伤寒，故曰早卧晚起，必待日光。伏潜，藏匿也。若伏若匿，言若此志，有不可对人之处而潜藏也。又若有不可告人之事而独私见，故曰有私意。又若外无所求而惟恐有失，故曰若已有得。不使寒邪偶袭，故曰去寒常宜就温。无泄皮肤者，谓当此闭藏之时，不可使无故汗出也。如无故使出汗，便是夺气，夺之再夺，便是亟夺，故曰无泄皮肤，使气亟夺。此养藏之道，冬气之应，当如是也。逆之则肾伤矣，以肾居水，水旺于冬，冬不能藏，则所主之筋骨弛张，不得自由矣，至春宜其痿厥也。奉为春生者不多，故曰春为痿厥，奉生者少。

天气，清静光明者也，藏德不止，故不下也。天明日月不明，邪害空窍，阳气者闭塞，地气者冒明，云雾不精则上应雨露不下，交通不表万物命故不施，不施则名木多死。恶气不发，风雨不节，白露不下，则菀槁不荣。贼风数至，暴雨数起，天地四时不相保，与道相失，则未央绝灭。惟圣人从之，故身无奇病，万物不失，生气不竭。气之轻清而上浮者为天，故曰天气。天为清虚之府，纯一不杂，故曰清净，言天之体也。有体必有用，如万里无云，则光昭天下，如昼日夜月，则明遍环球。天德不露，亦不可见，故曰藏德。无声无臭，周行不已，故曰不止。故不下也者，谓天高在上，无所无覆。有颂以有好生之德者，听之，有訾以无好生之德者，亦听之，概无损居上之尊，又安见临下之赫，以故曰故不下也。天体本明，假使天体自明，竟无藉日月之明以附丽，则障碍悉除，克明白露。其德不藏至矣，一旦云生雾罥，天为昏黑，气为闭塞，邪云空窍矣。人亦天也，以喻元本不藏，不亦善乎。故曰天明日月不明，邪害空窍。阳气者闭塞，即天为昏黑，气为闭塞之谓也。地气者冒明，即云生雾罥之谓也。云雾生于地，必得输精于上，故曰云雾不精，则上应。上乃有雨露之降，否则不下，雨露不下，亦犹人气化不输，水道不通也。然天地交则泰，表彰万物，生命以充。若交通不能表充万物之生命，则必孤阳不生，孤阴不长，阴阳乖舛，生机顿息，故曰不施，不能化生万物之谓也。不能化生万物，虽名山草木，有不并见枯槁者乎？故曰名木多死。恶气者，浊气也，发者，散也。恶气不发，谓浊气不散也。风雨不节，谓不能五日一风，十日一雨，当风不风，当雨不雨，气候乘乱也，不表之义也。雨露不下，谓地气不得上为云雾，天气不得下为雨露也，不施之义也。菀槁不荣，即天地不得交通，名木多死之义也。大凡阴阳不和，则气候乘乱，贼风暴雨叠相侵侮，故曰贼风数至，暴雨数起。春养生，夏奉长，夏养长，秋奉收，秋养收，冬奉藏，冬养藏，春奉生。故曰天地四时不相保者，谓四时失常。阴阳惨舒之道相失，则无论何物，不得长成，无论何人，不得永寿，故曰未央绝灭。未央，不及半之谓也。譬如人寿百岁，及五十而殂，一年四季，未交夏冬而尽也。其能藏德不露，无害空窍，顺乎四时，克保真神者，厥帷圣人，故曰惟圣人从之。从之则气候不乘乱，阴阳不失常度，安得有奇疾生之？故曰身无奇病。随遇而安，故万物不失。与时偕行，无或违忤，则天地之气化无穷，靡有尽期，故曰生气不竭。

能知七损八益，则二者可调。不知用此，则早衰之节也。年四十，而阴气自半也，起居衰矣。年五十，体重，耳目不聪明矣。年六十，阴痿，气大衰，九窍不利，下虚上实，涕泣俱出也。故曰：知之则强，不知则老，故同出而异名耳。智者察同，愚者察异，愚者不足，智者有余。有余则耳目聪明，身体轻强，老者复壮，壮者益治。是以圣人为无为之事，乐恬淡之能，从欲快志于虚无之守，故寿命无穷，与天地终。

七数之奇，阳也，八数之偶，阴也。损，减消之谓，益，增长之谓。七损八益，则阳消阴长之谓也。二者，即阴阳也。盖阴宜常损，阳宜常益，乃合顺阳者生，顺阴者来之谓也。能知即能察其消长之机，得以扶抑之术，使阳常盛而阴不乘也。调，调和阴阳者，故曰二者可调。不知用此，谓不明阴阳损益之作用也。不明阴阳损益之作用，未有不未及中半而颓败者也。衰，颓败也，早，谓未及中半也，节，关节也，故曰早衰之节也。年四十而阴气自半者，谓人年四十，升降之气适得其平也。半，平也，即平均各半之义也，过此则降多升少，阴胜于阳，而衰兆见矣。盖阳胜阴则强，阴胜阳则衰。起居，谓动作休沐，致于阴胜于阳，故曰起居衰矣。年五十体重者，亦以降气多而升气少也。降者，阴也。升者，阳也。阳气清轻，阴气重浊。人身至阳少、阴多之年，自然清轻不举，重浊易凝，身体见重，不亦宜乎，不特身重已也。亦且阳主通达，升少则阴达少，阴主闭塞，降多则闭塞多。以是而耳不聪，目不明，亦所必至，故曰耳目不聪明矣。至于六十，则阳气大衰已，及独阴不成之年，故曰阴痿。痿，不振之谓也。又及九窍不利。九窍者，口鼻耳大小便也。不利者，言謇鼻塞，耳聋目昏，二便不禁也。下虚者，谓下元之火之衰，阳气不升也。上实者，谓阴气发越，阳为阴乘也。涕泣俱出者，谓阳衰至极，气不足以摄纳也，故曰涕泣俱出矣。所以说晓得七损八益，有调和阴阳之术也，则其人强。不晓得七损八益，无调和阴阳之作用者，则其人衰老也。故曰知之则强，不知则老。阴阳出于同，衰老名实异，故曰同出而异名耳。惟聪明人必能洞烛其何以出于同，而必使调乎阴阳，使同而不同，故曰智者察同。其笨俗人，但知前后之名实异，而不究强老之何以异，故曰愚者察异以是。愚者阴日增长，阳日衰消，气自不足，故曰愚者不足。智者阳日增长，阴日衰消，气自有余，故曰智者有余。有余，则视听及于八远，故曰有余则耳目聪明。阳多阴少，则身体轻健强也，故明体轻强。如是，虽应老弱，而仍益强壮，故曰老者复壮。若壮盛之时，更加强旺，保无纤毫疾病，故曰壮者益治。是无为而治之圣人，纯任自然，一若无所作为，而实无乎不为，故曰为无为之事。恬淡自安，一若乐不可及，而但求乐之得会其大者，故乐恬淡之能。从欲者，从心所欲也，快志者，自足自慊之谓也，虚实对之，无有之对。盖实有之物易损，虚无之体则难坏也，能守从欲快志于虚无之体，则可与天地并立为参损无可损，永无穷期，故曰寿命无穷，与天地终。

论 五 行

　　天人相应的整体观是祖国医学认识人体正常活动与病理变化的指导思想，脏腑辨证的哲学思想核心是五脏五行生克制化观。人体是由以五脏为中心的五脏形体系统构成的，人体所有组织器官都可归属于这五个系统之中。在正常生理情况下，它们之间既各有独特的生理功能，又相互制约和相互促进通过五行相互生克规律，在矛盾运动变化中互相资生，维持着脏腑间的相对平衡和协调。如脾土生肺金，肺金生肾水，肾水生肝木，肝木生心火，心火生脾土，五行不断循环运动，使人的生命活动循环不息。在病理情况下，五脏五行之中，只要某一脏有病，就会使整体失去平衡和协调，从而产生病态反应。测论病变的趋向和预后，是根据五行的生我、我生、所不生、得其位等道理，来推测在一定时期内疾病变化的可能性。五行之间的任何一环发生偏胜或偏衰，即太过与不及，可造成相乘或相侮的病理变化。母病及子和子病及母，即从五行相生的关系而推求病变趋势的可能性。既然母子相生，故疾病发生后，必然互相连累，如肝木先有病，而后及于心火的，叫母病及子，一般病势较轻，如肝阳偏亢患者，出现心悸，心神不宁失眠等症；倘若子病及母，心火先有病而后波及于肝木的心病患者，会出现眩晕、昏厥等，病势就比较重。从以上五行学说的生克制约来看，其中已蕴含了现代学科控制论理论的雏形，即控制和反馈系统理论的运动变化，值得我们进一步去发掘探讨。

《伤寒杂病论》中哲学思想的核心——朴素唯物主义和自发辩证法——阴阳五行学说，把哲理与医理熔为一炉，把脏腑经络与诊断治病，八纲与八法有机地联系在一起，使其成为我国医学第一部理法方药俱备的以辨证施治为理论体系的专著，为中医外感和杂病的诊疗提出了辨证论治的规律。本书所载方药，尤其是许多有名的方剂，如太阳篇的麻黄汤、桂枝汤，阳明篇的白虎汤、三承气汤，少阳篇的小柴胡汤，太阴篇的理中汤，少阴篇的四逆汤；厥阴篇的乌梅丸；杂病篇的金匮肾气丸等等，都集中体现了唯物辩证法在方剂结构学上的精华，经过长期的临床实践检验，到今天还在国内外临床广泛应用。日本东京都株式会社津村顺天堂，通过生物医药的基础研究及丰富的临床实验，将《伤寒杂病论》中的方剂制成符合新时代需要、卓有疗效的中药制剂。现在中西医结合研究的许多成果，如中西医结合治疗乙脑、急腹症等，就是从本书中吸取了有益的经验。同时对世界许多国家，尤其是在中医热的日本，有着极其重要的指导作用，这些都足以说明《伤寒杂病论》有无限的生命力。

　　以上事实证明我国古代的朴素唯物主义和自发辩证法，是一种正确的世界观。但是由于当时的历史条件和科学水平的限制，仲景师的哲学思想带有历史的局限性，正如恩格斯指出的："自然哲学只能这样来描绘：用理想的、幻想的联系来代替尚未知道的现实的联系，用臆想来补充缺少的事实，用纯粹的想象来填补现实的空白。它在这样做的时候提出了一些天才的思想，预测到一些后来的发现，但是也发表了十分荒唐的见解，这在当时是不可能不这样的。"朴素的唯物主义，只能直观地认识世界的物质性，它的缺点之一，在于把客观实在的物质和物质的个别形态混为一谈。它虽然接触到事物发展的客观规律，但是对客观规律的认识不够精确、不够全面、不够系统，经不起严格的科学分析。恩格斯曾对自发辩证法做出这样的评价："这种观点虽然正确地把握了现象的总画面的一般性质，却不足以说明构成这幅总画面的各个细节，而我们要是不知道这些细节，就看不清楚总画面。"朴素唯物主义和自发辩证法的共同缺陷，则表现在两者不是自觉的、有机的、内在的联系在一起，它和科学的唯物主义有本质的不同。如阴阳学说虽然具有自发辩证法的思想，但对客观事物缺乏高度分析，而带有主观臆测的特征，对宇宙中的各种千差万别的事物不可能做出全面的、深刻的解释，因此要完备的解释人体复杂的生理病理变化的所有问题，显然是困难的。且阴阳学说比较强调平衡协调，还需注意要将事物内部两个方面的斗争性提高到适当的地位。因为矛盾的统一是相对的，斗争是绝对的，可见阴阳学说的某些内容还不够全面。所以阴阳学说用于祖国医学中，强调以平为期、调之以平，都程度不同地反映出古代自发辩证法的不彻底性。如五行学说，是用五行比类取象的方法，把人体的器官化作自然界的金、木、水、火、土五种物质和现象。到目前为止，还未能全部用科学的方法去解释人体组织和生理病理特点。在某些方面，五行和五脏的关系，似乎有些牵强附会。五行学说在一定程度上阐述了中医学的一些辩证法，并用以指导临床实践，在当时克服了形而上学的唯心主义根本缺陷，从而也就在认识论上揭露了唯心主义的直线观、片面性和主观主义。我们认为应灵活运用，不能生搬硬套。五行比类取象的方法虽然具有朴素唯物主义的因素，但它所讲的要领范畴，还缺乏严格的科学规范，它所讲的自然规律和各种现象，也具有直观性，缺乏科学理论基础。因此，在应用控制论以及现代数学理论——集合论去研究阴阳五行学说，尚未取得进展以前，就有可能导致逻辑上的僵化，形成人为的凑合，某些地方就不能完全说明疾病的发展和变化的客观规律。所以这种认识论不可避免地存在着某些形而上学的观点，甚至产生某些缺陷。

在研究本书的哲学思想时，我们认为，马克思主义哲学为研究此书，实现中医现代化，提供科学的世界观，应该继承和发扬，在本书的基础上整理提高。对朴素唯物主义和自发辩证法——阴阳五行学说，要结合运用现代多学科去研究探讨，对某些目前还不能做出科学解释的问题，不要认为是糟粕而轻易否定。要正确运用马克斯主义辩证唯物主义的观点、方法，对本书做出实事求是的科学评论，再加以认识实践而达到最终目的。

谈 生 死

古人云："生死有命，富贵在天。"我认为这是片面的无稽之谈，是无科学依据的。

人生活于社会，实寄生于自然界，无时无刻不和自然环境密切相关。天食人以五气，臊气凑肝，焦气凑心，香气凑脾，腥气凑肺，腐气凑肾；地食人以五味，酸入肝，辛入肺，苦入心，咸入肾，甘入脾。人处于自然界中，五脏外应五时，机体之内环境必须和自然界环境统一，才能维持其生命。如果自然界气候反常，或是情志太过，破坏了人与自然的统一，扰乱了五脏之气的协调，疾病就会接踵而至。

五脏受气于其所生，传之于其所胜，气舍于其所生，死于其所不胜。病之且死，必先传行至其所不胜，病乃死，此言之逆行也，故死。肝受气于心，传之于脾，气舍于肾，至肺而死。心受气于脾，传之于肺，气舍于肝，至肾而死。脾受气于肺，传之于肾，气舍于心，至肝而死。肺受气于肾，传之于肝，气舍于脾，至心而死。肾受气于肝，传之于心，气舍于肺，至脾而死，此皆逆死也。一日一夜主分之，此所以占死生之早暮也。

别于阳者，知病从来，别于阴者，知死生之期，言知至其所困而死。

大骨枯槁，大肉陷下，胸中气满，喘息不便，其气动形，期六月死，真脏脉见，乃予之期日。大骨枯槁，大肉陷下，胸中气满，喘息不便，内痛引肩项，期一月死，真脏见，乃予之期日。大骨枯槁，大肉陷下，胸中气满，喘息不便，内痛引肩项，身热，脱肉破䐃，真脏见，十月之内死。大骨枯槁，大肉陷下，肩髓内消，动作益衰，真脏来见，期一岁死，见其真脏，乃予之期日。大骨枯槁，大肉陷下，胸中气满，腹内痛，心中不便，肩项身热，破䐃脱肉，目眶陷，真脏见，目不见人，立死，其见人者，至其所不胜之时则死。急虚身中卒至，五脏绝闭，脉道不通，气不往来，譬如堕溺，不可为期。

虚实以决生死，愿闻其情。五实死，五虚死。脉盛、皮热、腹胀、前后不通、心瞀，此谓五实。脉细、皮寒、气少、泄利前后，饮食不入，此谓五虚。其时有生者，何也？浆粥入胃，泄注止，则虚者活，身汗得后利，则实者活，此其候也。

夫五脏者，身之强也。头者，精明之府，头倾视深，精神将夺矣；背者，胸中之府，背曲肩随，府将坏矣；腰者，肾之府，转摇不能，肾将惫矣；膝者，筋之府，屈伸不能，行则偻附，筋将惫矣；骨者，髓之府，不能久立，行则振掉，骨将惫矣。得强则生，失强则死。

太阳之脉，其终也，戴眼反折瘛疭，其色白，绝汗乃出，出则死矣。少阳终者，耳聋百节皆纵，目睘绝系，绝系一日半死，其死也，色先青白，乃死矣。阳明终者，口目动作，善惊，妄言，色黄，其上下经盛，不仁，则终矣；少阴终者，面黑，齿长而垢，腹胀闭，上下不通而终矣。太阴终者，腹胀闭，不得息，善噫善呕，呕则逆，逆则面赤，不逆则上下不通，不通则面黑皮，毛焦而终矣。厥阴终者，中热嗌干，善溺心烦，甚则舌卷，卵上缩而终矣，此十二经之所败也。

　　手太阴气绝则皮毛焦，太阴者，行气温于皮毛者也。故气不荣则皮毛焦，皮毛焦则津液去皮节，津液去皮节者，则爪枯毛折，毛折者，则毛先死，丙笃丁死，火胜金也。手少阴气绝者则脉不通，少阴者，心脉也，心者，脉之合也。脉不通则血不流，血不流则髦色不泽，故其面黑如漆柴者，血先死，壬笃癸死，水胜火也。足太阴气绝者，则脉不荣肌肉，唇舌者，肌肉之本也，脉不荣，则肌肉软，肌肉软则舌痿人中满，人中满则唇反，唇反者，肉先死，甲笃乙死，木胜土也。足少阴气绝则骨枯，少阴者，冬脉也，伏行而濡骨髓者也，故骨不濡，则肉不能著也。骨肉不相亲则肉软却，肉软却故齿长而垢，发无泽，发无泽者，骨先死，戊笃己死，土胜水也。足厥阴气绝则筋绝，厥阴者，肝脉也，肝者，筋之合也。筋者聚于阴器，而络于舌本也，故脉不荣则筋急，筋急则引舌与卵，故唇青舌卷卵缩，则筋先死，庚笃辛死，金胜木也。五阴气俱绝则目系转，转则目运，目运者，为志先死，志先死则运一日半死矣。

六阳气绝则阴与阳相离，离则腠理发泄，绝汗乃出，故曰旦占夕死，夕占旦死。

肝见庚辛死，心见壬癸死，脾见甲乙死，肺见丙丁死，肾见戊己死，是谓真脏见皆死。

其有卒然暴死暴病者，何也！三虚者，其死，其死暴疾也。得三实者，邪不能伤人也。乘年之衰，逢月之空，失时之和，因为贼风所伤，是谓三虚。故论不知三虚，工反为粗。逢年之盛，遇月之满，得时之和，虽有贼风邪气，不能危之也，命曰三实。

夫病传者，心病先心痛，一日而咳；（肺气）三日胁支痛；（肝病）五日闭塞不通，身痛体重；（脾病）三日不已，死。冬夜半，夏日中。肺病喘咳，三日而胁支满痛；（肝病）一日身重体痛，五日而胀；（胃病）十日不已，死。冬日入，夏日出。肝病头目眩，胁支满，三日体重身痛；五日而胀；三日腰脊少腹痛，（肾病）胫酸；三日不已，死。冬日入，夏早食。脾身痛体重，一日而胀；二日少腹腰脊痛，胫酸；三日背胂筋痛，小便闭；（肾痛）十日不已，死。冬入定，夏晏食。肾病少腹腰脊痛，骱酸，三日脊胂筋痛，小便闭；三日腹胀；三日两胁支痛，三日不已，死。冬大晨，夏晏晡。胃病胀满，五日少腹腰脊痛，骱酸；三日背胂痛，小便闭；五日身体重；六日不已，死。冬夜半后，夏日昳。膀胱病小便闭，五日少腹胀，腰脊痛，骱酸；一日腹胀；一日身体重，二日不已，死。冬鸡鸣，夏下晡。诸病以次相传，如是者，皆有死期。

论 五 气

天食人以五气，地食人以五味。五气入鼻，藏于心肺，上使五色修明，音声能彰。五味入口，藏于肠胃，味有所藏，以养五气，气和而生，津液相成，神乃自生。

妇人无须者，无血气乎？冲脉、任脉皆起于胞中，上循背里，为经络之海。其浮而外者，循腹右上行，会于咽喉，别而络唇口，血气盛则充肤热肉，血独盛则澹渗皮肤，生毫毛。今妇人之生，有余之气，不足于血，以其数脱血也，冲任之脉不荣口唇，故须不生焉。

老人之不夜瞑者，何在使然？少壮之人不昼瞑者，何气使然？壮者之气血盛，其肌肉滑，气道通，荣卫之行，不失其常，故昼精而夜瞑。老者之气血衰，其肌肉枯，气道涩，五脏之气相搏，其营气衰少而卫气内伐，故昼不精，夜不瞑。

人有热，饮食下胃，其气未定，汗即出，或出于面，或出于背，或出于身半，其不循卫气之道而出，何也？此外伤于风，内开腠理，毛蒸理泄，卫气走之，故不得循其道。此气慓悍滑疾，见开而出，故不得从其道，故命曰漏泄。

夫血之与气，异名同类，何谓也？营卫者精气也，血者神气也，故血之与气，异名同类焉。故夺血者无汗，夺汗者无血，故人生有两死而无两生。

人饮酒，酒亦入胃，谷未熟，而小便独先下，何也？酒者，熟谷之液也，其气悍以清，故后谷而入，先谷而液出焉。

论五行与天人相应

天人相应整体观是中国中医学者认识人体的正常生命活动与病理变化的指导思想。《金匮要略》将脏腑学说与阴阳五行学说相结合，将医理与哲理融会贯通，是一本脏腑辨证专著。其运用天人相应整体观治未病承自《黄帝内经》的预防思想，这不仅是我国医学史上，甚至是世界医学史上，最早提出以预防为主、治疗为辅的医学哲理。

夫天布五行，以运万类，人禀五常，以有五脏，经络府俞，阴阳会通，指出了人与自然万物是息息相关的，人体都是由天地五气的运动变化所产生，人正是禀受了自然界木、火、土、金、水五类物质元素，才构成形体，这五种物质元素又可概括为阴阳二气。人之所以能生存，就在于人与自然万物在物质上有着共通的内在联系，自然界存在着人类赖以生存的各种必要条件。夫人禀五常，因风气而生长，表明了人对自然界物质的依赖性和其运动规律的一致性。人必须适应外界环境，才能生存；反之，则为疾病发生的原因和条件，故风气虽能生万物，亦能害万物。如水能行舟，亦能覆舟，这就具体地说明了自然界四时气候是密切相关的。人既不能离开自然界而独立生存，同时又必须正气充足，才能适应四时气候的变化而不致发生疾病。所以医圣仲景指出，若五脏元真通畅，人即安和。这与人以天地之气生，四时之法成，人能应四时者，天地为之父母的思想是一致的。

"治未病"是《黄帝内经》首创的预防思想。夫治未病者，见肝之病，知肝传脾，当先实脾。在这里具体化地提出了以预防为主的思想，既是从整体出发，又含有早期治疗的积极意义，全面地指出了处理个别症状时应照顾全面情况，以防病的蔓延和扩大，贯穿了无病早防的思想。其旨意在于治疗时要注意保护未病之脏，以防疾病的传变。

在防病及早期治疗方面，也有具体的记载，如若人能养慎，不令邪风干忤经络，适中经络，未流传脏腑，即医治之。四肢才觉重滞，即导引、吐纳、针灸、膏摩，勿令九窍闭塞。更无犯王法、虫兽灾伤，房屋勿令竭乏，服食节其冷、热、苦、酸、辛、甘，不遗形体有衰，病则无由入腠理。这里指出了避外邪、节饮食、慎房室、调起居等预防疾病的具体措施，并提出既病之后，要早期治疗，它与上工救治萌、下工救已成的思想是一脉相承的。

论 审 治

　　诸风掉眩，皆属于肝；诸寒收引，皆属于肾；诸气愤郁，皆属于肺；诸湿肿满，皆属于脾；诸热瞀瘛，皆属于火；诸痛痒疮，皆属于心；诸厥固泄，皆属于下；诸痿喘呕，皆属于上；诸禁鼓栗，如丧神守，皆属于火；诸痉项强，皆属于湿；诸逆冲上，皆属于火；诸腹胕大，皆属于热；诸躁狂越，皆属于火；诸暴强直，皆属于风；诸病有声，鼓之如鼓，皆属于热；诸病胕肿，疼酸惊骇，皆属于火；诸转反戾，水液浑浊，皆属于热；诸病水液，澄澈清冷，皆属于寒；诸呕吐酸，暴注下迫，皆属于热。故曰：谨守病机，各司其属，有者求之，无者求之，盛者责之，虚者责之，必先五胜，疏其血气，令其调达，而致和平，此之谓也。五味阴阳之用何如？辛甘发散为阳，酸苦涌泄为阴，淡味渗泄为阳，咸味涌泄为阴。六者，或收或散，或缓或急，或燥或润，或软或坚，以所利而行之。调其气，使其平也。非调气而得者，治之奈何？有毒无毒，何先何后，愿闻其道。有毒无毒，所治为主，适大小为制也。君一臣二，制之小也；又君一臣三佐五，制之中也；君一臣三佐九，制之大也。寒者热之，热者寒之，微者逆之，甚者从之，坚者削之，客者除之，劳者温之，结者散之，留者攻之，燥者濡之，急者缓之，散者收之，损者温之，逸者行之，惊者平之。上之下之，摩之浴之，薄之劫之，开之发之，适事为故。何谓逆从？逆者正治，从者反治，从少从多，观其事也。反治何谓？热因寒用，寒因热用，塞因塞用，通因通用，必伏其所主，而先其所因，其始则同，其终则异，可使破积，可使溃坚，可使气和，可使必已。气调而得者何如？逆之从之，逆而从之，从而逆之，疏气令调，则其道也。病之中外何如？从内之处者调其内，从外之内者治其外，从内之外而盛于外者，先调其内而后治其外，从外之内而盛于内者，先治其外而后调其内，中外不相及，则治主病。

病之中外何如？调气之方，必别阴阳，定其中外，各守其乡。内者内治，外者外治，微者调之，其次平之，盛者夺之，汗之下之，寒热温凉，衰之以属，随其攸利，谨道如法，万举万全，气血正平，长有天命。

补上下者从之，治上下者逆之，以所在寒热盛衰而调之。故曰上取下取，内取外取，以求其过。能毒者以厚药，不胜毒者以薄药，此之谓也。气反者，病在上取之下，病在下取之上，病在中傍取之。治热以寒，温而行之，治寒以热，凉而行之。治温以清，冷而行之，治清以温，热而行之。故消之削之，吐之下之，补之泻之，久新同法。病在中而不实不坚，且聚且散奈何？无积者求其脏，虚则补之，药以祛之，食以随之，行水渍之，和其中外，可使毕已。有毒无毒，服有约乎？病有久新，方有大小，有毒无毒，固宜常制矣。大毒治病，十去其六，常毒治病，十去其七，小毒治病，十去其八，无毒治病，十去其九。谷肉果菜，食养尽之，无使过之，伤其正也。不尽，行复如法，必先岁气，无伐天和，无盛盛，无虚虚，而遗人夭殃，无致邪，无失正，绝人长命。

土郁之发，民病心腹胀，肠鸣而为数后，甚则心痛胁膜，呕吐霍乱，饮发注下，胕肿身重；金郁之发，民病咳逆，心胁满，引少腹，善暴痛，不可反侧，嗌干，面尘色恶；水郁之发，民病寒客心痛，腰椎痛，大关节不利，屈伸不便，善厥逆，痞坚腹满；木郁之发，民病胃脘当心而痛，上肢两胁，膈咽不通，食饮不下，甚则耳鸣眩转，目不识人，善暴僵仆；火郁之发，民病少气，疮疡痈肿，胁腹胸背，面首四肢膜愤胪胀，疡痱呕逆，瘛疭骨痛，节乃有动，注下温疟，腹中暴痛，血溢流注，精液乃少，目赤心热，甚则瞀闷懊憹，善暴死。

厥阴所至为里急；少阴所至为疡胗身热；太阴所至为积饮痞隔；少阳所至为嚏呕、疮疡；阳明所至为浮虚；太阳所至为屈伸不利，此春病之常也。厥阴所至为肢痛；少阴所至为惊惑、恶寒、战栗、谵妄；太阴所至为稸满；少阳所至为惊躁、瞀昧、暴病；阳明所至为鼽尻阴股膝髀腨胻足病；太阳所至为腰痛，此夏病之常也。厥阴所至为缩戾；少阴所至为悲妄衄衊；太阴所至为中满、霍乱吐下；少阳所至为喉痹、耳鸣、呕涌；阳明所至为皴揭；太阳所至为寝汗痉，此秋病之常也。厥阴所至为胁痛、呕泄；少阴所至为语笑，太阴所至为重胕肿，少阳所至为暴注、瞤瘛、暴死，阳明所至为鼽嚏，太阳所至为流泄禁止，此冬病之常也。故风胜则动，热胜则肿，燥胜则干，寒胜则浮，湿胜则濡泄。甚则水闭胕肿，随气所至在，以言其变耳。

夫六气之用，各归不胜而为化，故太阴雨化，施于太阳，太阳寒化，施于少阴，少阴热化，施于阳明，阳明燥化，施于厥阴，厥阴风化，施于太阴，各命其所在以征之也。

论言热无犯热，寒无犯寒。余欲不远寒，不远热奈何？发表不远热，攻里不远寒。不发不攻而犯热犯寒何如？寒热内贼，其病益甚。无病者何如？无者生之，有者甚之。生者何如？不远热则热至，不远寒则寒至。寒至，则坚痞腹满，痛急下利之病生矣。热至则身热吐下霍乱，痈疽疮疡，瞀郁注下，瞤瘛肿胀，呕，鼽衄头痛，骨节变，肉痛，血溢血泄，淋闷之病生矣。治之奈何？时必顺之，犯者治以胜也。妇人重身，毒之何如？有故无殒，亦无殒也。愿闻其故何谓也？大积大聚，其可犯也，衰其大半而止，过者死。郁之甚者，治之奈何？木郁达之，火郁发之，土郁夺之，金郁泄之，水郁折之。然调其气，过者折之，以其畏也，所谓泻之。

有其在标而求之于标，有其在本而求之于本，有其在本而求之于标，有其在标而求之于本。故治有取标而得者，有取本而得者，有逆取而得者，有从取而得者。故知逆与从，正行无问，知标本者，万举万当，不知标本，是谓妄行。夫阴阳逆从标本之为道也，小而大，言一而知百病之害，少而多，浅而博，可以言一而知百也。以浅而知深，察近而知远。言标与本，易而勿及，治反为逆，治得为从。先病而后逆者治其本，先逆而后病者治其本，先寒而后生病者治其本，先病而后生寒者治其本，先热而后生病者治其本，先泄而后生病者治其本，先病而后中满者治其标，先病而后泄者治其本，必且调之，乃治其他病。先病而后生中满者治其标，先中满而后烦心者治其本。人有客气，有同气，大小便不利治其标，大小便利治其本（如中满而大小便不利者，当先利二便。如人小便利者，仍治其中满，盖邪气入于腹内，必随二便而出）。病发而有余，本而标之，先治其本，后治其标。病发而不足，标而本之，先治其标，后治其本。谨察间甚，以意调之。间者并行，甚者独行，先大小便不利，而后生他病者治其本也。

　　病之始起也，因其轻而扬之，因其重而减之，因其衰而彰之。形不足者温之以气，精不足者补之以味，其高者，因而越之，其下者引而竭之，中满者，泻之于内，其有邪者，渍形以为汗，其在皮者，汗而发之。其慓悍者，按而收之，其实者，散而泻之。审其阴阳，以别柔刚，阳病治阴，阴病治阳，定其血气，各守其乡，血实宜决之，气虚宜掣引之。

毒药攻邪，五谷为养，五果为助，五畜为益，五菜为充，气味合而服之，以补精益气。此五者，有辛酸甘苦咸，各有所利，或散或收，或缓或急，或坚或软，四时五脏，病随五味所宜也。

肝欲散，急食辛以散之，用辛补之，酸泻之。

心欲软，急食咸以软之，用咸补之，甘泻之。

脾欲缓，急食甘以缓之，用苦泻之，甘补之。

肺欲收，急食酸以收之，用酸补之，辛泻之。

肾欲坚，急食苦以坚之，用苦补之，咸泻之。

五味所禁：辛走气，气病无多食辛；咸走血，血病无多食咸；苦走骨，骨病无多食苦；甘走肉，肉病无多食甘；酸走筋，筋病无多食酸。

多食咸则脉凝泣而色变，多食苦则皮槁而毛拔，多食辛则筋急而爪枯，多食酸则肉胝皱而唇揭，多食甘则骨痛而发落。此五味之所伤也。

阴之所生，本在五味，阴之五宫，伤在五味，味过于酸，肝气以津，脾气乃绝。味过于咸，大骨气劳，短肌，心气抑。味过于甘，心气喘满，色黑，肾气不衡。味过于苦，脾气不濡，胃气乃厚。味过于辛，筋脉沮弛，精神乃央。是故谨和五味，骨正筋柔，气血以流，腠理以密，如是则骨气以精，谨道如法，长有天命（无烦劳以伤其阳，节五味以养其阴，谨能调养如法，则阴阳和平而长有天命矣）。

　　圣人不治已病治未病，不治已乱治未乱，此之谓也。夫病已成而后药之，乱已成而后治之，犹渴而穿井，斗而铸兵，不亦晚乎（治未病者，如见肝之病，知肝传脾，当先实脾，余脏仿此）？

　　拘于鬼神者，不可与言至德，恶于针石者，不可与言至巧；病不许治者，病必不治，治之无功矣（不能在此精神以通鬼神，病以针石治其外，汤药治其内，若恶于针石不许治，以汤药治之，亦无功矣）。

　　形肉已夺，是一夺也；大夺血之后，是二夺也；大汗出之后，是三夺也；大泄之后，是四夺也；新产及大血之后，是五夺也。此皆不可泻。形肉血气已虚脱者，虽有实邪，皆不可泻。

　　故善治者，治皮毛，其次治肌肤，其次治筋脉，其次治六腑，其次治五脏，治五脏者，半生半死也。

谈 经 络

　　肺手太阴之脉，起于中焦，下络大肠，还循胃口，上膈属肺，从肺系横出腋下，下循臑内，行少阴心主之前，下肘中，循臂内上骨下廉，入寸口，上鱼，循鱼际，出大指之端，其支者，从腕后直出次指内廉，出其端。经脉篇何以首及肺？盖以肺为华盖，位居最高，罩于心上。又百脉朝肺，故脉必自肺首传大肠，次胃，次脾，次心，次小肠，次膀胱，次肾，次心包络，次三焦，次胆，次肝，十二经周遍，复接手太阴肺。起于中焦，中焦脐上胸下，中脘也。肺与大肠相表里，故下大肠，复上绕胃口，故曰还循胃口。膈居肺之下，以阻下之浊气，上熏心肺，故上膈属肺，肺系喉咙、腋下、膊下，胁上之处也。肺脉自喉咙横出腋下，谓之从肺系横出腋下，臑、膊之内侧上至腋，下至肘，从腋至肘，谓之下循，故曰下循臑内。少阴，手少阴心经也。心包，手厥阴心包络也。手三阴，以太阴在前，少阴居中，厥阴居后，故曰行少阴心主之前，即太阴在前，谓行于少阴，厥阴之前也。肘中，即曲泽穴也。心包厥阴所入之会合处，亦膊与臂交按之区，臂内，臂之内侧也。下肘中，谓自腋而下肘中也。循臂内，谓由肘依臂之内侧行也。骨，掌后高骨，上骨，谓由肘下而上掌后高骨也。廉，是掌后高骨下侧，下廉，谓自高骨下于内之下侧也。寸口，寸脉之口，即动脉也，入寸口，谓由下廉而入寸口也。鱼，手腕上大指下高耸肉也。上鱼，即由寸口而上此高耸之内也，鱼际，穴名，在寸口之上，鱼之下口，即大指本节后内侧。循鱼际，谓依鱼际穴行也。大指，手之第一指也，端，指尖头也，出大指之端，谓手太阴之脉，出大指之端而止也。其支，谓手太阴分支也。太阴脉经脉为正经，太阴分支为别络，其别络直出腕后次指内廉。腕后，手掌后，内廉，内侧也。次指内廉，商阳穴也。出其端，谓出次指尖头也。谓太阴别络，从腕后次指内廉出商阳穴，而接手阳明大肠也。

　　大肠手阳明之脉，起于大指次指之端，循指上廉，出合谷两骨之间，上入两筋之中，循臂上廉，入肘外廉，上臑外前廉，上肩，出髃骨之前廉，上出柱骨之会上，下入缺盆，络肺，下膈，属大肠。其支者，从缺盆上颈，贯颊，入下齿中，还出挟口，交人中，左之右，右之左，上挟鼻孔。手三阳，从手至头，阳明属大肠，脉与商阳穴相交接，故曰大肠手阳明之脉，起于大指次指之端，循指上廉，循两指上侧也。出合谷两骨之间，谓由合谷骨间出也。合谷穴名，在大指示指交界中，即俗为虎口者是，手阳明之所过也。上入两筋之中，谓腕中上侧两筋陷中，即阳溪穴，亦手阳明脉之所必过也。循臂上廉，入肘外廉，谓依臂之上侧，入手肘之外侧也。上臑外前廉，谓上搏外之前侧也。前侧，前面也，阳面也。又由肩而上出髃骨之前廉，谓上出前侧之肩井穴也。肩井穴，在肩端骨之罅漏处，亦手阳明之所过也。又上出于柱骨之会上，柱骨，即后背第一椎骨，六阳皆会于此大椎之间，督脉之要冲六阳所必过也。故曰上出于柱骨之会上。柱骨，谓天柱骨。会上，谓六阳大会之上也。自会上面前入缺盆，谓之下入缺盆，缺盆穴，在胸上劲下两肩内侧，两骨陷中，亦手阳明络肺必由之道也，故下入缺盆，络肺，下膈，下阻浊气，上熏心肺之上膈也。于是由脐旁而入大肠，谓之下膈属大肠。其支者，谓大肠脉之分支也。分支直从缺盆穴上劲而贯两颊，颊、耳下曲处也。下入于齿中，齿在颊下，故曰下入，还出挟口，谓复出环绕口之四周也，交于人中，左之右，右之左，谓鼻下水沟穴也。左右互交，谓左之右，右之左。上挟鼻孔，谓上而环绕鼻孔。手阳明之脉，自水沟穴上挟鼻孔，而接足阳明胃而上也。

　　胃足阳明之脉，起于鼻交頞中，旁纳太阳之脉，下循鼻外，入上齿中，还出挟口环唇，下交承浆，却循颐后下廉，出大迎，循颊车，上耳前，过客主人，循发际，至额颅。其支者，从大迎前下人迎，循喉咙，入缺盆，下膈，属胃，络脾。其直者，从缺盆下乳内廉，下挟脐，入气街中。其支者，起于胃口，下循腹里，下至气街中而合，以下髀关，抵伏兔，下膝膑中，下循胫外廉，下足跗，入中指内间。其支者，下廉三寸而别，下

入中指外间。其支者，别跗上，入大指间，出其端。足
三阳之脉，从头至足，起于山根，起于鼻交頞中，即起
于山根也。頞为鼻茎，即山根，俗呼为眉心者是。旁
纳，旁入也。足太阳之脉起于目内，与巅交通，故曰旁
纳太阳之脉，下循，谓下行也。鼻外，鼻孔外也。由是
入上齿中，上齿，足阳明胃主之，下齿，手阳明大肠主
之，还出挟口，环唇，谓自齿中复出，而环绕口唇也。
下交承浆。承浆，穴名，在唇下颌上陷中，足阳明所过
也，故曰下交承浆。却步而行于颐后下侧，出大迎穴，
谓之却循颐后下廉，出大迎大迎穴名，在腮下颌中，两
颐旁。颊车，耳下之牙床骨也，动能翕张，故曰颊车，
上耳前，过客主人，谓在耳前足少阳经穴也，下交足阳
明经，故阳明脉亦循发际至额颅。其支者，阳明胃之支
脉也，自大迎穴前下人迎穴，人迎穴在耳下腮后左项
中。循喉咙，入缺盆，下膈，谓与平阳胃同途辙而下膈
也。属胃，谓属足阳明胃也。络脾，谓胃与脾为表里
也。其直络从缺盆下乳内廉，下乳内侧也。又挟脐，入
气街中，气街，即气冲穴也。在毛际两旁鼠鼷上一寸，
足阳明之所入也。故曰下挟脐入气街中，其支者，又阳
明之别络也，从胃口起，从腹中下及气街直络合于气
街，故曰起于胃口，下循腹里，下至气街中而合，由气
街穴下髀关穴至伏兔穴。髀关、伏兔两穴，皆在膝上，
足阳明之所由也，故曰以下髀关，抵伏兔。又下膝膑
中，膝盖曰膑，膑中，膝盖中也。又由膑中下循胫外

廉，下足跗，谓下胫外廉骨之外侧也。足跗，足显面也。更由跗入中指内，谓足阳明之脉入足中指内间而上矣。入中指外间者，又阳明别络之分支也。下廉三寸，谓下侧三寸也。更有别跗上入大指出其端者，乃又一支脉之斜出足厥阴之次，而与足太阴相接也。

　　脾足太阴之脉，起于大指之端，循指内侧白肉际，过核骨后，上内踝前廉，上腨内，循胫骨后，交出厥阴之前，上循膝股内前廉，入腹，属脾，络胃，上膈，挟咽，连舌本，散舌下。其支者，复从胃别上膈，注心中。足三阴，从足走腹，故脾足太阴之脉，起于大指之端，大指，足大指也。端，指尖也。循指内侧白肉际，过踝骨后，谓由足大指尖内廉本节后，过圆骨也。上内踝前廉，谓达于里孤拐骨之前侧也。上腨内，上里小腿也。循胫骨后，行腿脚骨之后也。交出厥阴之前，即太阴陵泉穴，在内辅骨下陷者中，足太阴之所入也。上膝腹内前廉，谓从阴陵穴直上大腿上侧也。入腹，入腹中，归脾之本经也。属脾，谓太阴脉属脾。络胃，以与脾相表里也。其外行者，上胸膈而绕喉咙，达于舌根，故曰膈挟咽，连舌本，散舌下者，谓由腹而上，止于此散也。其分支之内者，又自胃脘上膈，而注于心，以与手少阳相接，故曰支者复从胃别上膈，注心中。

　　心手少阴之脉，起于心中，出属心系，下膈，络小肠。其支者，从心系上挟咽，系目系。其直者，复从心系却上肺，下出腋下，下循臑内后廉，行太阴心主之后，下肘内，循臂内后廉，抵掌后锐骨之端，入掌内后廉，循小指之内，出其端。心，君主也，手少阴之脉，起于心中，出属心系者，以系于心之各脏为属下也。心系有五，上系肺，下系心，外三系连脾肝肾，故心通五脏，而为君主也。小肠居膈之下，与心相表里，故曰下膈络小肠。其支者，谓少阴别络之分支也。从心系挟咽，系目系，谓自心之系于肺之系，上循喉咙，而与目系相连属也。其直者，又指太阴别络之行于外者言也，复从心系却上肺，下出腋下，谓肺下系心之系，辞却上系之肺，而出腋下也。下循臑内后廉，谓行于膊内之后侧青灵穴也。在腋下肘上，手少阴之所行也。行太阴心主之后者，以少阴居太阴，厥阴之后言也。下肘内谓下于内肘也。循臂内后廉，谓依臂以内之后侧行也。抵掌后锐骨之端，掌后锐骨，谓外高骨也。抵，至也。锐骨之端，神门穴也，手少阴之所经也。入掌内后廉，小指之侧也。故循小指之内出其端，谓依小指内，交小指外侧，而接手太阴经也。

小肠手太阳之脉，起于小指之端，循手外侧上腕，出踝中，直上循臂骨下廉，出肘内侧两筋之间，上循臑外后廉，出肩解，绕肩胛，交肩上，入缺盆，络心，循咽，下膈，抵胃，属小肠。其支者，从缺盆循颈上颊，至目锐眦，却入耳中。其支者，别颊，上䪼，抵鼻，至目内眦，斜络于颧。小指外侧，为手太阳经必由之道，故曰小肠手太阳之脉，起于小指之端，端指尖也。循手外侧上腕，腕，腕骨穴也，在手掌后外腕中，手太阳小肠之所出也。出踝中，谓出于外踝中前谷穴，后溪穴也。前谷，在外踝前。后溪，在外踝后，皆手太阳之所过也。直上循臂骨下廉，谓直过臂下阳谷穴也，在臂下肘上，亦手太阳之所也。出肘内侧两筋之间，即少海穴也，在肘内侧两骨尖陷中，手太阳之所出也。出肩解，出肩后骨缝也。绕肩胛，绕过臑俞，天宗等处也。交肩上，谓左秉风、右曲垣两穴，交于两肩之上也。秉风穴在左肩之右，曲垣穴在右肩之左，交会于督脉之大椎旁皆手太阳之所过也。入缺盆，络心，以心与小肠相表里也。循咽，下膈抵胃，谓由咽喉过膈，至于胃也。属小肠者，当脐上二寸，为小肠本经也。其支者，从缺盆循颈上颊，谓行乎之别络由缺盆穴过颊，上颊骨也。至目锐眦，却入耳中，谓颧髎以入耳中听宫穴也，听宫穴在耳后做鸣天鼓处，手太阳小肠经主所止也，其支者，又一分支络也，又一支络，另循出上颊抵鼻，出目下面骨也。至目内眦，谓至于目内角也。斜络于颧，即斜络髎穴也，在颊上目下耳前，由此交目内眦而接足太阳经也。

膀胱足太阳之脉，起于目内眦，上额交巅。其支者，从巅至耳上角。其直者，从巅入络脑，还出别下项，循肩膊内，挟脊，抵腰中，入循膂，络肾，属膀胱。其支者，从腰中下挟脊，贯臀，入腘中，其支者，从膊内左右别下贯胛，挟脊内，过髀枢，循髀外，从后廉，下合腘中，以下贯腨内，出外踝之后，循京骨至小指外侧。膀胱足太阳之脉，起于目内眦，谓由目内角起也。上额交巅，谓由攒竹穴上额，历曲差穴、五处穴，而自络却穴左右斜行，交于巅顶之百会穴也。支者，支脉也。支脉从巅到耳上角，谓由百会穴旁行，而至于耳上角也，直者，谓直入也。从巅入络脑，谓自百会穴入络于脑也，还谓由脑后复出也。别下项，谓别百会穴而下颈也。循肩膊内，谓由天柱下会督脉之大椎，循肩膊内下行也，下行于背脊及腰，谓之挟脊抵腰。挟绕过也，抵至也。入循膂，谓入附两挟脊旁之肉也。络肾属膀胱者，以肾为表里，故曰络膀胱，为足太阳本经，故曰属也。又一支脉，自肾腧下绕尻骨，直贯于臀，而入委中穴，谓之其支者，从腰中下挟脊，贯臀，入腘中。又支脉从膊内左右，别下贯胛，挟脊寸，绕过脊而入内者，谓从大杼穴两行，分别左右而直贯肩胛，复去脊各三寸，绕过脊而入内也，过髀枢过于髀枢穴下脚上也。循髀外，循髀也内外侧也，从后廉下合腘中，谓自髀之后侧下于委中穴，与前入腘中之络相会合也。以下贯腨内，谓下贯其小内也。出外踝之后，谓出于外孤拐骨也。循京骨，谓遵从足太阳经之京骨穴也。至小指外侧，谓至小指外侧与足小阴经相接，而明足太阳之脉止下此也。

　　肾足少阴之脉，起于小指之下，斜走足心，出于然谷之下。循内踝之后，别入跟中，以上踹内，出腘内廉，上股内后廉，贯脊，属肾，络膀胱。其直者，从肾上贯肝膈，入肺中，循喉咙，挟舌本。其支者，从肺出络心，注胸中。足少阴之脉，肾脉也。起于小指之下，太阳少阴交接处也。斜走足心谓由小指下斜行足底中心也。出于然谷之下，谓由足心出然谷穴之下也。然谷穴，在足踝前大骨下。复自内踝前，行于内踝后，谓之循内踝之后，又由内踝后入跟中，谓之别入跟中。跟中，即太溪穴，太冲穴也，在踵后左右，足少阴之所入也。以上踹内，谓上于少股内也。出腘内廉，谓出于委中穴后侧也。上股内后廉，谓出于委中穴后侧也。上股内后廉，即肾脉之长强穴也。在臀下股上两端间贯脊，谓贯尻上脊骨也。属肾者，少阴本经也。络膀胱者，以上肾相表里也。其直者，谓其直行也。从肾上肝膈者，谓自肾上而循商曲穴、石关穴、阴都穴、通谷穴，贯肝上膈，历步廊穴，入肺中也。肿中，母也。经肺中而循喉咙，挟舌本，盖少，阴而停注胸中，以接手厥阴也。

　　心主手厥阴心包络之脉，起于胸中，出属心包络，下膈，历络三焦。其支者，循胸出胁，下腋三寸，上抵腋，下循臑内，行太阴少阴之间，入肘中，下臂行两筋之间，入掌中，下循中指出其端。其支者，别掌中，循小指次指出其端。心之所主，谓之心主，于三阴为平厥阴包络。包络，即膻中。膻中，胸中也。故曰手厥阴心包络之脉，起胸中，出属心包络者，以包络为心君之外卫也。下膈，历络三焦者，以三焦与包络为表里也。

其，指包络言，支，指心包别络言。循胸出胁，谓由脑达胁也。下抵腋下，谓天泉穴也，在天池穴上。循臑内，谓臑内也。行太阴少阴之间，以手三阴唯厥阴居中，故曰太阴少阴之间也。入肘中，曲泽穴也。下臂，行两筋之间谓下郄门穴，大陵穴之间也。入掌中，劳宫穴也。循中指出其端者，即中指尖之中冲穴，厥阴经脉之所止也。又其支者，别掌中，谓自劳宫穴别行也。循小指，循灵骨穴也。次指，无名指也。出其端，谓出于小指，无名指之端而接手少阳三焦之脉也。

三焦手少阳之脉，起于小指之端，上出两指之间，循手表腕，出臂外两骨之间，上贯肘，循臑外，上肩，而交出足少阳之后，入缺盆，布膻中，散络心包，下膈循属三焦。其支者，从膻中上出缺盆，上项，系耳后，直上出耳上角，以屈下颊至𬇟。其支者，从耳后入耳中，出走耳前，过客主人前，交颊至目锐眦。在焦，上、中、下三焦也，手阳明三焦脉也，起于小指次指之端，谓脉自指无名指之尖起也。上出两指之间者，谓上出液门穴，中渚穴也。循手腕，循阳池穴也。出臂外两骨之间，谓出外关穴，支沟穴也。穴有名天井穴者，在肘之屈转处，手小阳之所出也，故曰上贯肘，循臑外上肩，即出天井穴，从臑外上肩髃穴、肩髎穴、天井穴。自上肩而交出足少阳胆之后，谓之交出足少阳之后，入缺盆，入于肩前缺盆穴也。布于膻中，散络心包，下膈者谓之缺盆，散布胸中包络，又自上膈而下也，循属三焦，为手少阳本经，与包络表里，自上而于中下也。其支者，行于外之别络也。自下而上谓之上，故曰从膻中上出缺盆。上项，上于缺盆耳后，又上于项，故曰上项系耳后。直上出耳上角者，谓至耳上角，必自百会穴过足少阳之曲鬓穴、率谷穴、天冲穴、浮白穴、阴跷穴、完骨穴而直上也。以屈下颊至颐者，谓循天穴与耳后之翳风等穴，出耳上角，以下颊而至目下之面骨也。又一支络，从耳后翳风穴入耳中。谓之其支者，从耳后入耳中。出走耳前，出过手太阳之听宫穴也。过客主人，谓过足少阳经悬钟、颔厌二穴也。前交颊至目锐眦者，谓前与颊车交合，至于目锐眦而止，以接足少阳胆也。

胆足少阳之脉，起于目锐眦，上抵头角，下耳后循颈，行手少阳之前至肩上，却交出手少阳之后，入缺盆。其支者，从耳后入耳中，出走耳前，至目锐眦后。其支者，别锐眦，下大迎，合于手少阳，抵于颐下加颊车，下颈，合缺盆，以下胸中，贯膈，络肝，属胆，循胁里，出气街，绕毛际，入髀厌中。其直者，从缺盆下腋，循胸过季胁，下合髀厌中，以下循髀阳，出膝外廉，下外辅骨之前，直下抵绝骨之端，下出外踝之前，循足跗上，入小指次指之间。其支者，别跗上，入大指之间，循大指歧骨内，出其端，还贯爪甲，出三毛。胆为肝之府，足少阳本脉系焉，而足少阳本经，自目内眦起，故曰起于目内眦，内容主入本经而至头角，谓之上抵头角，更由耳后下行天冲、浮白、窍阴、完骨等穴，谓之下耳后。循颈，行手少阳之前者，谓依颈而下及无痛穴也。至肩上，谓至肩井穴之上也，却出手少阳之后，入缺盆者，谓自肩井过督脉之大椎骨，而复入于足阳明缺盆穴也。其支者，谓胆之别络也。从耳后入耳中，谓从耳后颞颥穴，转过手少阳之翳风穴入耳中也。出走耳前，谓手太阳听宫穴也。复自听宫横上，而至本经目锐眦后故曰至目锐眦后，又自目外下行之支络，则辞目内眦而下足阳明大迎穴，谓之其支者，别目锐眦，下大迎，由手少阳之丝竹穴、和髎穴而至目下面骨，谓之合于手少阳，抵于颐下加颊车，谓加于颊车下也。下颈，合缺盆，谓自颊车下颈，而与前之入于缺盆之别络会合也。以下胸中，贯膈者，谓由缺盆下于胸之手厥阴天池穴，分贯上膈之厥阴期门穴，肝也。络肝属胆，谓肝与胆相表里，故属本经胆而络肝也。胁里，是厥阴章门穴也。气街，足阳明气冲穴也，循胁里，循章门穴下行也。出气街，出气冲穴。绕毛际，绕脐下鼠鼷上一寸也。横入髀厌中，谓合足厥阴以横行而入环跳穴也。其直行于外者也。从缺盆下腋循胸，谓自缺盆穴直下青灵穴，寸天池穴，又过季胁章门穴，与前入环跳穴之支络会合，谓之下合髀厌中。以下循髀阳，出膝外廉，谓由髀之外侧历中渎穴，阳关穴而出膝外侧也。下外辅骨之前，谓下于膝两旁之高骨，自阳陵泉穴以下阳交等穴也。直下，由膝辅骨直下也。绝骨，外踝上骨端阳辅穴也。抵绝骨之端，即至阳辅穴之处也。下出外骨踝之前，而下行出悬钟穴也。又循足而行，谓循之足跗上。入小指次指之间者，即入于小指次指间之窍阴穴也。别跗上，辞别足面也。又其去者，辞别足面而入大指之间，复循大指次指交滑骑缝处而出，谓之循大指歧骨内出其端。还贯爪甲，谓回环而贯彻大指甲也，出三毛，谓自爪甲出于大指丛毛之际，而与足厥阴肝相接也。

　　肝足厥阴之脉，起于大指丛毛之际，上循足跗上廉，去内踝一寸，上踝八寸，交出及阴之后，上腘内廉，循股阴，入毛中，过阴器，抵小腹，挟胃，属肝，络胆，上贯膈，布胁肋，循喉咙之后，上入颃颡，连目系，上出额，与督脉会于巅。其支者，从目系下颊里，环唇内。其支者，复从肝，别贯膈，上注肺。足厥阴之脉，肝脉者，起于大指丛毛之际，谓起自大指甲后二节间也。上循足跗上廉，谓循足面上侧太冲穴也。交出太阴之后，谓历蠡沟穴、中都穴交出太阴之后也。上腘内廉，谓腘之里侧，即委中穴也。大腿为股，股内为阴，故曰循股阴，循股内之五里穴、阴廉穴，上会于足太阴之冲门。府舍，入阴毛中，谓之入毛中，又左右交通，环绕阴器，而会于任脉之曲骨，抵小腹，谓入于小腹，会于任脉之中极穴，关元穴也。挟胃，谓循章门穴至期门穴而绕足阳明胃也。属本经，曰属肝，以相为表里为络，曰络胆。上贯膈，谓上行过膈，出足太阴食窦穴处，太包穴里也。布胁肋，谓上布足少阳渊腋穴，手太阴云门穴也。循喉咙之后，上入颃颡者，谓于足阳明大迎穴、地仓穴、四白穴之外也。连目系，上出额者，谓上出足少阳阳白穴之处，临泣穴之里也。与督脉会于巅者，谓会于百会穴也。其支者，谓肝之别络也。从目系下颊里，谓从目系下行于悬厘穴，颔厌穴之里也。环唇内，谓由颊里而环绕唇之内也。又其支也，自期门穴行足太阴食窦穴之处，本经章门之里，谓之复从肝别贯膈。上注于肺，以十二经周遍而复接手太阴经肺也。

任脉者，起于中极之下，以上毛际，循腹里，上关元，至咽喉，上颐，循面入目。任脉，奇经八脉之一也。起于中极之下，谓起于中极穴之下也，在曲骨上一寸为中极，中级之下，属胞宫，以上毛际，上气冲穴也，即两旁鼠鼷上一寸之处。循腹里，上关元，谓循小腹之里，以上关元穴也。至咽喉，上颐，谓自关元挟脐上行，以达咽喉，过大迎穴而上颐也。循面、入目，谓由颐循面而入于任脉之本脉也。任脉系目，故曰入目。

冲脉者，起于气街，并少阴之经，挟脐上行，至胸中而散。冲脉，奇经八脉之又一脉也。起于气街，即毛际气冲穴也，并少阴之经，谓起于气街而并任督出于会阴穴也。挟脐上行，至胸中而散者，谓冲脉之前行者也，亦挟脐胸行，并少阴而散胸中也。

任脉为病，男子内结七疝，女子带下瘕聚；冲脉为病，逆气里急；督脉为病，脊强反折。任脉为病，谓任脉如果有病之为状也。男子内结七疝，谓男子当病内结七疝也。七疝，乃寒疝、水疝、筋疝、血疝、气疝、狐疝、㿉疝也。女子带下瘕聚，带下即淋症。淋症有五：石淋、气淋、膏淋、热淋、劳淋也。瘕症有八：黄瘕、青瘕、燥瘕、血瘕、脂瘕、狐瘕、蛇瘕、鳖瘕也。冲脉为病，谓冲脉如有病也，病当如何，以冲脉绕脐上行及胸，气不顺则上逆，血不和则里急也，故曰逆气里急。督脉为病，何以脊强反折？盖督脉行于后，贯脊而上，病则脊强反如折也。督脉起于少腹者，谓督脉与冲任皆起于胞宫也。以下于骨中央者，谓下由会阴而行于背也。骨、阴器当户之横骨，即交骨也。中央，近于外之居中处也，故下接曰女子入系前孔，犹言入系于尿管之正中也。其孔，即尿管也，有孔为端，管之忍痛处也。管之尽处，故曰溺孔之端。其络，督脉之别络也。循阴器，谓循行于阴器。合篡间，谓合前后交关处也。绕篡后，谓自前后交关处而绕行于后也。别绕臀，谓别络于尻尾也。至少阴与巨阳中络者，谓绕少阴肾脉而贯脊与足太阳络也。少阴之脉，上股内后廉，故曰合少阴上股内后廉，合会合也，会合并行也。足太阳之脉，外行者过角枢，中行者挟脊贯臀属肾，故曰贯脊属肾。

　　督脉者，起于少腹，以下骨中央，女子入系廷孔，其孔，溺孔之端也。其络循阴器，合篡间，绕篡后，别绕臀，至少阴与巨阳中络者，合少阴上股内后廉，贯脊属肾。与太阳起于目内眦，上额交巅，上入络脑，还出别下项，循肩膊内，挟脊抵腰中，入循膂，络肾，其男子循茎下至篡，与女子等。其少腹直上者，贯脐中央，上贯心入喉，上颐环唇，上系两目之下中央。与太阳起于目内眦者，谓可并足太阳经而上于头也，此督脉之又一别格也。上额交巅上天庭，而庭而会于百会穴也。上入络脑，谓由巅顶而入络脑也。还出别下项者，谓复外出而下行于项也。循肩膊内，行于肩下臂里也。挟脊抵腰中，谓下绕背脊而至于腰间也。入循膂络肾，谓复自尻上脊，下两臀间，而归于肾也。篡，前阴后阴交界处也。本无分男女，皆谓之篡，故曰其男子循茎下至篡，与女子等。茎，玉柱也。其少腹直上者，谓由少腹直上任脉之道也。贯脐中央，谓不由脐之两旁而上也。心居中央，喉亦居于正中，故曰上贯心入喉。上颐环唇者，谓直上顺道而环绕于唇也，亦中央也。由此更上系两目之下中央，盖以任脉系目，由中央而上，故曰上两目之下中央。

此生病，从少腹上冲心而痛，不得前后，为冲疝。其女子不孕，癃痔遗溺，嗌干。督脉生病治督脉，治在骨上，甚者在脐下营。此生病，即此任脉生病也。在任脉自脐上贯心，病则易至冲心病症，故曰少腹上冲心而痛。若病冲疝，则任、督交痛矣。任行于前腹，督行于后背，腹背皆病，谓之不行前后，故曰不得前后。为冲疝，冲疝，谓冲气疝气也，皆男子之病也。至于女子之诸证，又有变也，如不得任脉以涵养，则不孕，如不得任脉以濡染，则塑闭，如不得督脉以运行，则生痔，如不得冲脉以摄纳，则遗溺，如不得冲脉以润燥，则嗌干。嗌干，作渴也。故曰女子不孕，痔、遗溺，嗌干督脉生病治督脉，谓舍冲任而专治督也。治督于何？在骨上也，谓曲骨上毛际中。冲门府舍也。甚者，谓重者也，在脐下营，又明谓脐下一过之阴交穴也，此皆明刺之各穴以求活也。

跷脉者，少阴之别，起于然谷之后，上内踝之上，直上循阴股入阴，上循腹里，入缺盆，上出人迎之前，入頄，属目内眦，合于太阳，阳跷而上行，气并相还，则为濡目，气不荣，则目不能合。跷脉，又奇经八脉之一也，而阴跷阳跷又有分焉。少阴之别，谓足少阴肾经之别络也。起于然谷之后，谓起于然谷穴之后也。在足内踝前大骨下陷中。自内踝直上，谓之上内踝之上。又自内踝直上，依阴股入阴中，谓之直上循阴股入阴。上循胸里者，谓足少阴肾并由阴而上也。入缺盆，谓又上而入于缺盆穴也。上出人迎之前，谓更上而出于人迎穴前。入頄，入颊下之骨，较人迎又上一层焉。属目内眦，比頄骨更上一层，谓属于眼内眦。以合于足太阳之阳跷脉也，故曰合于太阳阳跷而上行。阴跷阳跷，二气并行。回环而上，濡于目，谓之气并相还则为濡目。气不荣，谓跷脉之气不得上荣目也。跷气不得上荣则目病不得合，故曰目不能合。此明阴阳二跷，而并不及阴阳二循者，以二循者，阳维为病苦寒热，阴维为病苦心痛二语谈之，故未及也。

脉　　歌

　　凡诊脉，男先诊乎左者，为其左属阳，阳数顺行，自东而西，所以先左而后右者也。女属阴，阴数逆行，自西而东，故先右而后左，男女左右先后之法盖体其阳阴逆顺耳，然不必拘泥此左右之法则也。

　　左心小肠肝胆肾，右肺大肠脾胃命。
　　肾家之腑是膀胱，命脉外诊三焦病。
　　女人之脉左右同，但于尺脉常洪盛。
　　小儿脉数是其宜，更问三关察形证。
　　手上寸关尺三部，管于上中下三部。
　　上焦头面咽膈病，中主肚肠两胁去。
　　下部小腹腿足间，诊脉恭详是公据。
　　浮沉迟数四般脉，五脏六腑为准则。
　　浮主中风病在表，沉主在里及筋骨。
　　脉迟为寒兼是虚，数者热多依此例。

　　妊娠之脉要如何，认辨阴阳衰与盛。
　　阴阳俱盛脉而和，两手调匀数相应。
　　其人能食身无苦，容饰如常是妊定。
　　脉来左盛是男形，左手偏洪是女孕。

孕真带呕头昏闷，此是停痰恶阻病。

急宜和胃与消痰，固血安胎全两命。

若还腰腹俱疼痛，日夜咽干潮热剩。

多眠恶食倦昏沉，此属经疑却非妊。

大纲孕脉类如此，在意消详审安静。

小儿五岁一指脉，十岁方将两指看。

十四五岁三指定，更量长短详指端。

左手人迎以候外，右手气口以候内。

外候风寒暑湿并，内则乳食痰积害。

其余一一可依此，大略于此重引载。

十二脉中合经水，内外相输为表里。

人身血气要充盈，六脉无邪无病体。

　　夫圣人之起，度数必应于天地，故天有宿度，地有经水，人有经脉。宿谓二十八宿，度谓天之三百六十五度也。经水也，谓海水、清水、渭水、湖水、沔水、汝水、江水、淮水、漯水、河水、漳水、济水也，以其内合经脉，故名之曰经水焉。经脉者，谓手足三阴三阳之脉，所以言者，以内外参合，人气应之，故言及也。足阳明外合于海水，内属于胃；足太阳外合于清水，内属膀胱；足少阳外合于渭水，内属于胆；足太阴外合于湖水，内属于脾；足厥阴外合于沔水，内属于肝；足少阴外合于汝水，内属于肾；手阳明外合于江水，内属于大肠；手太阳外合于淮水，内属于小肠；手少阳外合于漯水，内属于三焦；手太阴外合于河水，内属于肺；手厥阴外合于漳水，内属于心包；手少阴外合于济水，内属于心。表里者，阴阳也，表属阳，里属阴，六腑属阳，五脏属阴，表里内外相输应也。人之赖以生者，气与血而已，气卫于外，以充皮肤，血荣于中，以营经络，周一体而无间，盈百刻而不违者，乃平人之常也。平人之常禀于胃，六脉无胃气不能生，和缓而平者，胃气也。谷入于胃，脉道乃行，夫圣人以察阴阳以决生死，虽经络流注，如环之无端，岂能逃于三部者耶？

火之精气主生神，水气充盈生志意。

夫精之化成曰神，意之所存曰志。心属南方，丙丁火位，处离宫，为五脏之尊，神明出焉。肾属北方，壬癸水位，居坎户，为一身之根，精志藏焉。神处心，神守则血气流通，志藏肾，志营则骨髓满实。孟子曰：人非水火不生活。水火者，人之生命也。在人身之中，故心肾二脏，取象于水火焉。

复诊涩脉何部中，败血折精之脉候，
惟有三秋乃应时，余月见之皆恶候。

涩脉之候，涩者阳气有余。脉涩者多气少血。审者在何部中，再决其病。大抵男子得之，主精耗竭，女子得之，主败血多病，惟秋冬内以脉微涩曰应四时，余月见之，皆为恶候。

> 洪钩复脉居寸口，堪笑愚夫多不晓，
> 脉若俱洪不带钩，钩不应时血常走。
> 秋脉微毛若不涩，病者多应生可没。
> 然于肺部诊见之，涩谓秋中多结脉。
> 严冬尺脉要弦沉，肾部无邪体气清。
> 忽然弦大多虚候，梦中涉水鬼随人。

春弦夏洪，秋毛冬石，此乃四之正脉，然亦须诊得有胃气，乃为平和无病之人，若但见其脏脉而无胃气者死症。人以谷气为本，故人绝水谷则死，脉无胃气亦死矣。夫元气天道也，为诸脉之父，胃气地道也，为诸脉之母，以其资内水谷，灌溉诸脉，以其主众体焉。又曰：胃为水谷之海也，以其播和气与诸脉，受之以资生焉，故四时皆以胃气为本。假令严冬之时，寒气凛冽，万物伏藏，冬归其根，脉当沉石而反弦大，则为虚也。何以言之？脉弦而大，弦则为减，大则为芤，弦芤相搏，此名为革，妇人则半产漏下，男子则亡血失精，皆候虚也。

> 春怕庚辛秋丙丁，微毛洪数病相侵。

春脉即肝脉也，脉当弦而急，而反得沉短而涩者，肺金邪乘以肝，故为肝病，是谓贼邪。秋脉即肺也，脉当浮短而涩，而反得浮大而散者，是火邪乘肺也，故为心病，是谓贼邪。广成先生举此二者为例，则余可知矣。春怕庚辛者，即春时忌见秋脉也，秋怕丙丁者，即秋时忌见夏脉也。微毛洪数，即春夏克木也。

玉函歌诀最玄微，俗眼庸人难探颐，
若能精向义中取，审察玄通神可比。

玉函经歌诀，广成先生本《素问》《难经》而作也。意极幽玄，非讲读圣绪者，不能明也，后辈能精心研究，则玄理自通，至妙至神矣。

浮弦多是风头痛，积聚体痛胸膈噎。

浮者，太阳之脉也；弦者，少阳之脉也，足太阳之脉，从巅入络脑，还出别下项，足少阳之脉，循胁络于耳。脉浮而弦者，太阳之邪传入少阳也，二经俱病，是以外证头疼之身体痛，内为积聚胸胁，噎闷而痛也。

紧实号为寒热证，涩泻烦躁小便涩。

紧为外寒，实为内热，实紧相兼，则知外感寒而内蕴热也。寒邪客于肌表，外证必发热而恶寒。热邪留于脏腑，内证所以烦躁而小便赤涩。寒热相搏，大便不调，时复自痛，此亦表里证俱见也。

洪数脉来阳气盛，目赤舌干唇破裂。

洪者大也，数者疾也，洪为阳盛，数则为热，脉来
应指，洪大数疾，则为热邪所盛，偏阳隆盛，是以目赤
口干，唇焦破裂。

浮而兼紧肾之虚，温逐寒邪益精血。

浮则为虚，紧则为寒，脉浮而紧，见于尺中者，肾
虚感寒也，宜以温暖之药祛逐寒邪，滋益精血，其病乃
愈。

阳绝尺中脉细微，针灸勿令精气绝。

尺脉者人之根本也，脉来微而细者，则为阳绝，速
灸关元气海，不可缓也，治之稍缓，则阳气衰羸，精气
竭绝。

促结代脉是脾虚，若见之时难救得。

脉来数，时一止复来，曰促。脉来缓，时一止复
来，曰结。脉来按之动而复起，再四寻之，不能自还，
曰代。此三脉，脾不得安常而然也，若更见于肺部，难
可救也。

女人尺中须要盛，浮迟细沉是虚证。

古云男子尺脉常弱，女子尺脉常盛，是其常，男子
阳多而阴少，其脉在关上，故寸盛而尺弱，女子阴盛而
阳微，其脉在关下，故寸沉而尺盛。是知女子尺脉要

盛，今反见浮细沉尺之脉，皆主虚寒之候也。

　　忽然诊得寸中动，六脉无邪身有孕。

　　阴搏阳别，谓之有子，诊之寸洪而尺大，肝弦肺微者，有孕之脉也。

　　童女童男何以别，须看天真无损缺。
　　大凡童子脉来沉，童女尺中洪拍拍。
　　欲识童男与童女，诀在寸关共尺里，
　　自然紧数甚分明，都缘未散之精气。

　　童男尺脉来沉者，精气完而未有所耗也，童女尺脉洪盛者，天癸盛而未有所损也。

　　男子妇人精血衰，假绕覆溢脉无回。

　　男子以精为主，妇人以血为本，精血实则强盛，精血衰则困弱。脉之盛衰，亦随气血之虚实不同也，是以脉有太过，有不及，有阴阳相乘，有覆有溢，有关有格。关之前者，阳之动也，脉当见九分而浮，过者法曰太过，减者法曰不及，遂上鱼际，为溢，为外关内格，此阴乘之脉也。关以后者，阴之动也，脉当见寸而沉，过者法曰太过，减者法曰不及，遂入尺，为覆，为内关外格，此阳乘之脉也。故曰覆溢，是其真脏之脉，人不病而死也。

　　一呼四至为平脉，一呼一至死相催。

脉来一呼再至，一吸再至，不大不小，则阴阳各当其分，而不相胜也，故曰平人。减之法曰不及，过之法曰太过，若曰一呼一至，一吸一至，名曰损。人虽能行，犹常著床，所以然者，皆血气不足故也。

伤寒舌黑洗不红，药洗分明定吉凶。

舌者心之官，其色正赤，以象火也。伤寒病，舌上有膜，白滑如苔，甚者或燥或湿，或黄或黑，盖热气之有浅深也。若寒邪初传，未全成热者，则舌上苔滑也，及其邪传为热，则舌上之苔，不滑而涩也。若热聚于胃，则舌为之黄。舌黄未下者，下之黄自去，是热已深也。若热剧于胃，则舌为黑。热病口干舌黑者死，肾水克心火也。近代名医有用布帛包生薄荷，从舌上下周偏洗巽，复以竹篦刮下，或复红，上又再生者，洗之赤不转者，命不久也。

后汗脉和无恶候，脉如燥疾命将殂。

伤寒热病汗出，辄热而脉燥疾，不为汗衰，狂言不能食，此名阳阴交，交者死者。

中风目闭口开者，喉中拽锯气不敷。
脉若洪弦犹可救，浮大多应命不苏。
男女五劳洪数脉，定知不久气长吁。
若遇风疾及痨疾，妙法看时若抵圣，
风疾脾缓空费力，劳疾心数命难存。

中风目闭口开，手撒遗尿，声如鼾睡者，难治，予目见人皆死。

> 大抵七表八里脉，相边九道作程途，
> 表里脉分轻重病，九忤传来病不舒，
> 诊脉要分轻与重，始知生死可支吾。

表者以阳言之，故脉有七，以象少阳，奇数也。里者以阴言之，故脉有八，以象少阴，偶数也。亦犹脏腑之表里，皆阴阳内外之相依者，如此，故取于表里而言也，道者通也，其脉有九，与表里之相通一也，然候脏腑之盛衰，性情之急缓，病之轻重，数之长短，皆可得而察之也。今日察于阳者，知病从来，别于阴者，知死生之证。

> 浮洪短促为阳弱，沉细兼长阴有余，
> 如此分张轻重断，岂同俗眠一凡夫。

瞥瞥然如羹上肥者，阳气微也，故浮洪短促，谓之阳弱，沉细兼长，则如阴盛矣，萦萦如蛛丝细者，阴气衰也。

> 六部鬼贼是如何，造化阴阳事更多，
> 心火怕逢沉滑脉，肺金尤怕浮洪克，
> 唯有脾元恶木侵，四时寄旺木无形，
> 甲乙最嫌金气重，肾中缓脉水无盈，
> 一位克重当须断，二位克重却分轻，

三位克时难救疗，纵然暂醒必归冥。

五行咸通于五脏，分旺于四时，故心属火，旺于夏，脉洪大而长，若反得沉细而滑者，肾水而承于心火也，名曰贼邪。肺属金，旺于秋，脉来轻浮而短涩，若反得浮洪而散者，心火乘肺金也，名曰贼邪。脾土也，土无正形，寄旺四季，脉来随四时而行而变，经所谓里不可得见，表乃见矣，若弦脉独见于本位，乃肝木乘于脾土也，名曰贼邪。肝应木，旺于春，脉来弦急而长，若反得浮短而涩者，肺金乘肝木也，名曰贼邪。肾属水，旺于冬，脉来沉濡而滑者，反得缓而大者，脾土乘于肾水也，名曰贼邪。脉从四时，谓之可治，脉反四时，谓之难治，此之谓也。

水火相临分上下，金木相侵事必凌，
水土二宫俱要静，一宫有克少安宁，
高明定知刑克贼，孰能考究记心经。

天肇一于北，而命六门始具，地偶二于南，而心火继生，此一身之天地也。夫命门者，元精之所禀，有真气存焉，是为坎一之水。心者元神之所舍，有真液存焉，是为离二之火。水立而火继之，精具而神从之，于是天地定位，万物生焉。火炎上行而不能下，水流下行不能上，是以心位处上焦而肾居于下部，以明火在上而水在下也。水为阴，火为阳，心火常欲降，肾水常欲升。火来坎户，水到离宫，火水相资，既济之道也。天地交而万物生，于是乎天三以生木，地四以生金。在人身中，肝属木，肺属金也，肝藏魂，肺藏魄，魂魄已俱，五脏备矣。是以肝木位左关，肺金居右寸，以明木在震，金在兑也，金木既以定位，则阴阳各当其分，设若肝部诊得肺脉者，肺邪乘于肝也，谓之贼邪。古书所谓假令色青，其脉当弦而急，而反得肺脉，浮短而涩者死，以此知金木相侵，事必凌乱也。天五生土，在脏应脾，脾主中州，而土居四季，盖五脏资脾以养，五行资土以成也，水、火、金、木、土，以序相配，五脏具矣，水、火、金、木、土，唯水、土十二宫常欲安静而不受克者，肾为精之舍，脾为水谷之海也，盖五脏六腑生于精气。养于谷气，精气亡则无所本，谷气亡则无所养，无所本者死，无所养者亦死，是以脾肾二脏一宫受克，百病俱生，无所缓宁矣。

春怕庚辛秋恶疾，夏嫌水气火相刑，
刑克只分轻与重，自然切脉甚分明。

春脉即肝脉也，夏脉即心脉也，所谓春脉弦，夏脉钩者是也。春脉当弦而得肺脉，浮短而涩，是为肺病，谓之贼邪，至秋而死，夏脉当钩而脉得冬脉，沉涩而滑，是为肾病，谓之贼邪，至冬而死。

左手诊得重病脉，右手脉候却调匀，
只断脉中须应病，故知命脉得和平，
假此一例余仿此，医门学得不劳心。

　　左手脉平和，右手脉病，为风邪伤卫气，右手脉平和，左手脉病，为寒邪伤于荣血，谓三部偏见病脉，以肺主气，心主血。赵子文云：亦可为中风伤寒之验矣。今左手脉虽异于常，右手三部调匀，病虽重沉，犹为可活，盖右尺命脉已存，右关胃气不绝，应当和平。学此为例，余可知矣。

脉 诊 论

诊法常以平旦，阴气未动，阳气未散，饮食未进，经脉未盛，络脉调匀，气血未乱，故乃可诊有过之脉。

切脉动静而视精明，察五色，观五脏有余不足，六腑强弱，形之盛衰，以此参伍，决死生之分。

尺内两旁，则季胁也，尺外以候肾，尺里以候腹。中附上，左外以候肝，内以候膈；右外以候胃，内以候脾。上附上，右外以候肺，内以候胸中，左外以候心，内以候膻中。前以候前，后以候后。上竟上者，胸喉中事也。下竟下者，少腹腰股膝胫足中事也。

粗大者，阴不足，阳有余，为热中也。来疾去徐，上实下虚，为厥巅疾；来徐去疾，上虚下实，为恶风也。故中恶风者，阳气受也。有脉俱沉细数者，少阴厥也。沉细数散者，寒热也。浮而散者，为眴仆。诸浮不躁者皆在阳，则为热。其有躁者在手，诸细而沉者，皆在阴，则为骨痛。其有静者在足。数动一代者，病在阳之脉也，泄及便脓血。

心脉搏坚而长，当病舌卷不能言，其濡而散者，当消环自已。肺脉搏坚而长，当病唾血，其濡而散者，当病灌汗，至今不复散也。肝脉搏坚而长，色不青，当病坠若搏，因血在胁下，令人喘逆，其濡而散色泽者，当病溢饮，溢饮者，渴暴多饮，而易入肌皮肠胃之外也。胃脉搏坚而长，其色赤，当病折髀。其濡而散者，当病食痹，脾脉搏坚而长，其色黄，当病者少气，其濡而散色不泽者，当病者足骭肿，若水状也。肾脉搏坚而长，其色黄而赤者，当病折腰，其濡而散者，当病少血，至今不复也。诊得心脉而急，此为何病？病形何如？病名心疝，少腹当有形也。何以言之？心为牡脏，小肠为之使，故曰少腹当有形也。诊得胃脉，病形何如？胃脉实则胀，虚则泄。

人一呼脉再动，一吸脉亦再动，呼吸定息脉五动，为以太息，命曰平人。平人者，不病也，常以不病调病人，医不病，故为病人平息以调之为法。人一呼脉一动，一吸脉一动，故曰少气。人一呼脉三动，一吸脉三动而躁，尺热曰病温，尺不热脉滑曰病风，脉涩曰痹。人一呼脉四动以上曰死，脉绝不至曰死，乍疏乍数曰死。

平人之常气禀于胃，胃者，平人之常气也。人无胃气曰逆，逆者死。春胃微弦曰平，弦多胃少曰肝病，但弦无胃曰死。胃而有毛曰秋病，毛甚曰今病，藏真散于肝，肝藏筋膜之气也。夏胃微钩曰平，钩多胃少曰心病，但钩无胃曰死。胃而有石曰冬病，石甚曰今病，藏真通于心，心藏血脉之气也。长夏胃微软弱曰平，弱多胃少曰脾病，但代无胃曰死。软弱有石曰冬病，弱甚曰今病，藏真濡于脾，脾藏肌肉之气也。秋胃微毛曰平，毛多胃少曰肺病，但毛无胃曰死。毛而有弦曰春病，弦甚曰今病，藏真高于肺，以行荣卫阴阳也。冬胃微石曰平，石多胃少曰肾病，但石无胃曰死。石而有钩曰夏病，钩甚曰今病，藏真下于肾，肾藏骨髓之气也。胃之大络，名曰虚里，贯膈络肺，出于左乳下，其动应衣，脉宗气也。盛喘数绝者，则病在中，结而横有积矣。绝不至曰死。乳之下，其动应衣，宗气泄也。

欲知寸口太过与不及，寸口之脉中手短者，曰头痛，寸口脉中手长者，曰足胫痛。寸口脉中手促上击者，曰肩背痛，寸口脉沉而坚者，曰病在中，寸口脉浮而盛者，曰病在外。寸口脉沉而弱，曰寒热及疝瘕少腹痛。寸口脉沉而横，曰胁中有积，腹中有横积痛。寸口脉沉而喘，曰寒热。脉盛滑坚者，曰病在外。脉小实而坚者，曰病在内。脉小弱以涩，谓之久病。脉滑浮而疾者，谓之新病。脉急者，曰疝瘕小腹痛。脉滑曰风，脉涩曰痹。缓而滑曰热中，盛而紧曰胀。脉从阴阳病易已，脉逆阴阳病难已。脉得四时之顺，曰病无他，脉反四时及不间藏，曰难已。

臂多青脉，曰脱血，尺脉缓涩，谓之解㑊。安卧脉盛，谓之脱血。尺涩脉滑，谓之多汗。尺寒脉细，谓之后泄。脉尺粗常热者，谓之热中。

肝见庚辛死，心见壬癸死，脾见甲乙死，肺见丙丁死，肾见戊己死，是谓真藏见者死。

劲脉动喘疾咳，曰水。目内微肿如卧蚕起之状，曰水。溺黄赤安卧者，黄疸。已食如饥者，胃疸。面肿曰风，足胫肿曰水。目黄者曰黄疸，妇人手小阴脉动甚者，妊子也。

脉有逆从，四时未有藏形，春夏而脉瘦，秋冬脉浮大，命曰逆四时也。风热而脉静，泄而脱血脉实，病在中，脉虚，病在外脉涩坚者，皆难治，命曰反四时也。人以水谷为本，故人绝水谷则死，脉无胃气亦死。所谓无胃气者，但得真藏脉，不得胃气也。所谓脉不得胃气者，肝不弦，肾不石也。太阳脉至，洪大以长。少阳脉至，乍数乍疏，乍短乍长。阳明脉至，浮大而短。

夫平心脉来，累累如连珠，如循琅玕，曰心平。夏以胃气为本。病心脉来，喘喘连属，其中微曲，曰心病。死心脉来，前曲后居，如操带钩，曰心死。

平肺脉来，厌厌摄摄，如落榆荚，曰肺平，秋以胃为本。病肺脉来，不上不下，如循鸡羽，曰肺病。死肺脉来，如物之浮，如风吹毛，曰肺死。

平肝脉来，软弱招招，如揭长竿末梢，曰肝平，春以胃气为本。病肝脉来，盈实而滑，如循长竿，曰肝病。死肝脉来，急益劲，如新张弓弦，曰肝死。

平脾脉来，和柔相离，如鸡践地，曰脾平。长夏以胃气为本，病脾脉来，实而盈数，如鸡举足，曰脾病。死脾脉来，锐坚如鸟之喙，如鸟之距，如屋之漏，如水之流，曰脾死。

平肾脉来，喘喘累累如钩，按之而坚，曰肾平，冬以胃气为本。病肾脉来，如引葛，按之益坚，曰肾病，死肾脉来，发如夺索，辟辟如弹石，曰肾死。

春脉者，肝也，东方木也，万物之所以始生也。故其气来软弱轻虚而滑，端直以长，故曰弦，反此者病。何以而反？其气来实而强，此谓太过，病在外，其气来不实而微，此谓不及，病在中。春脉太过与不及，其病皆何如？太过则令人善忘，忽忽眩冒巅疾。其不及则令人胸痛引背，下则两胁胠满。

夏脉如钩，何如而钩？夏脉者，心也，南方火也，万物之所以盛长也。故其气来盛去衰，故曰钩，反此者病。何如而反？其气来盛去亦盛。此谓太过，病在外。其气来不盛去反盛，此谓不及，病在中。夏脉太过与不及，其病皆何如？太过则令人身热而肤痛，为浸淫。其不及则令人烦心，上为咳唾，下为气泄。

秋脉如浮，何如而浮？秋脉者，肺也，西方金也，万物之所以收成也。故其气来轻虚以浮，来急去散，故曰浮，反此者病。何以而反？其气来毛而中央坚，两旁虚。此谓太过，病在外。其气来毛而微，此谓不及，病在中。秋脉太过与不及，其病皆何如？太过则令人逆气而背痛愠愠然。其不及，则令人喘，呼吸少气而咳，上气见血，下闻病音。

冬脉如营，何如而营？冬脉者，肾也，北方水也，万物之所以合藏也。故其气来沉以搏，故曰营，反此者病。何如而反？其气来如弹石者，此谓太过，病在外。其去如数者，此谓不及，病在中。冬脉太过与不及，其病皆何如？太过则令人解㑊，脊脉痛而少气不欲言。其不及令人心悬如病饥，䏚中清，脊中痛，少腹满，小便变。四时之序，逆从之变异也。然脾脉独何主？脾脉者，土也，孤藏以灌四旁者也。然则脾善恶，可得见乎？善者不可得见，恶者可见。恶者何如可见？其来如水之流者，此谓太过，病在外。如鸟之喙者，此谓不及，病在中。脾为孤脏，中央土以灌四旁，其太过与不及，其病皆何如？太过则令人四肢不举，其不及则令人九窍不通，名曰重强。其脉绝不来，若人一息五六至，其形肉不脱，真脏虽不见，犹死也。真肝脉至，中外急，如循刀刃责责然，如按琴瑟弦，色青白不泽，毛折乃死。真心脉来，坚而搏，如循薏苡子累累然，色赤黑不泽，毛折乃死。真肺脉至，大而虚，如以毛羽中人肤，色白赤不泽，毛折乃死。真肾脉至，搏而绝如指弹石辟辟然，色黑黄不泽，毛折乃死。真脾脉至，弱而乍数乍疏，色黄青不泽，毛折乃死，诸真脏脉见者，皆死不治也。

　　见真脏曰死，何也？五脏者，皆禀气于胃，五脏之本也，脏气者，不能自致于手太阴，必因于胃气，乃至于手太阴也，故五脏各以其时，自为而至于手太阴也。故邪气胜者，精气衰也。故病甚者，胃气不能与之俱至于手太阴，故真脏之气独见，独见者，病胜脏也，故曰死。

凡治病，察其形气色泽，脉之盛衰，病之新故，乃治之，无后其时。形气相得，谓之可治，色泽以浮，谓之易已，脉从四时，谓之可治。脉弱以滑，是有胃气，命曰易治，取之以时。形气相失，谓之难治，色夭不泽，谓之难已。脉实以坚，谓之益甚。脉逆四时，为不可治，必察四难而明告之。所谓逆四时者，春得肺脉，夏得肾脉，秋得心脉，冬得脾脉，其至皆悬绝沉涩者，命曰逆。四时，未有脏形，于春夏而脉沉涩，秋冬而脉浮大，名曰逆四时也。病热脉静，泄而脉大，脱血而脉实，病在中脉实坚，病在外脉不实坚者，皆难治。

脉有阴阳，知阳者知阴，知阴者知阳。凡阳有五，五五二十五阳。所谓阴者，真脏也，见则为败，败必死也。所谓阳者，胃脘之阳者。别于阳者，知病处也；别于阴者，知死生之期。

凡持真脉之脏脉者，肝至悬绝急，十八日死；心至悬绝，九日死；肺至悬绝，十二日死；肾至悬绝，七日死；脾至悬绝，四日死。

诊病之始，五决为纪，欲知其始，先建其母，所谓五决者，五脉也。

赤脉之至也，喘而坚，诊曰有积气在中，时害于食，名曰心痹，得之外疾，思虑而心虚，故邪从之。白脉之至也，喘而浮，上虚下实，惊有积气在胸中，喘而虚，名曰肺痹，寒热，得之醉而使内也。青脉之至也，长而左右弹，有积气在心下支胠，名曰肝痹，得之寒湿，与疝同法，腰痛足清头痛。黄脉之至也，大而虚，有积气在腹中，有厥气，名曰厥疝，女子同法，得之疾使四肢，汗出当风。黑脉之至也，上坚而大，有积所在小腹与阴，名曰肾痹，得之沐浴清水而卧。

天地之至数，始于一，终于九焉。一者天，二者地，三者人。因而三之，三三者九，以应九野。故人有三部，部有三候，以决生死，以处百病，以调虚实，而除邪疾。

何谓三部？有下部，有中部，有上部，部各有三候，三候者，有天有地有人也，必指而导之，乃以为真。上部天，两额之动脉；上部地，两颊之动脉；上部人，耳前之动脉。中部天，手太阴也；中部地，手阳明也；中部人，手少阴也。下部天，足厥阴也；下部地，足少阴也；下部人，足太阴也。故下部之天以候肝，地以候肾，人以候脾胃之气。

中部之天以候肺，地以候胸中之气，人以候心。上部之天，以候头角之气，地以候口齿之气，人以候耳目之气。三部者，各有天，各有地，各有人，三而成天，三而成地，三而成人。三而三之，合之为九，九分为九为野，九野为九脏，故神脏五，形脏四，合为九脏。五脏已败，其色必夭，夭必死矣。

决死生奈何？形盛脉细，少气不足以息者危，形瘦脉大，胸中多气者死，形气相得者生，参伍不调者病。

三部九候皆相失者死。上下左右之脉相应如参舂者病甚，上下左右相失不可数者死。中部之候虽独调，与众脏相失者死，中部之候相减者死，目内陷者死。

　　察九候，独小者病，独大者病，独疾者病，独迟者病，独热者病，独寒者病，独陷下者病。以左手足上，上去踝五寸按之，庶右手足当踝而弹之，其应过五寸以上蠕蠕然者不病，其应疾中手浑浑然者病，中手徐徐然者病，其应上不能至五寸，弹之不应者死。是以脱肉身不去者死，中部乍疏乍数者死。其脉代而钩者，病在络脉。九候之相应，上下若一，不得相失。一候后则病，二候后则病甚，三候后则病危。所谓后者，应不俱也。察其腑脏，以知死生之期。必先知经脉，然后知病脉，真脏脉见者胜死。足太阳气绝者，其足不可屈伸，死必戴眼。

　　九候之脉，皆沉细悬绝者为阴，主冬，故以夜半死。盛躁喘数者为阳，主夏，故以日中死。是故寒热病者，以平旦死。热中及热病者，以日中死。病风者以日夕死。病水者以夜半死。其脉乍数乍疏，乍迟乍疾者，日乘四季死。形肉已脱，九候虽调，犹死。七诊虽见，九候皆从者不死，所言不死者，风气之病及经间之病，似七诊之病而非也，故言不死。若有七诊之病，其脉候亦败者死矣，必发哕噫。

　　五邪所见，春得秋脉，夏得冬脉，长夏得春脉，秋得夏脉，冬得长夏脉，名曰阴出之阳病善怒，不治，是谓五邪，皆同命死不治。

春不沉，夏不弦，秋不数，冬不涩，是为四塞。沉甚曰病，弦甚曰病，涩甚曰病，数甚曰病。参见曰病，复见曰病，未去而去曰病，去而不去曰病，反者死。

气口何以独为五脏主？胃者，水谷之海，六腑之大源也。五味入口，藏于胃，以养五脏气，气口亦太阴也，是以五脏六腑之气味皆出于胃，变见于气口。故五气入鼻，藏于心肺，心肺有病，而鼻为之不利也。

食气入胃，散精于肝，淫气于筋。食气入胃，浊气归心，淫精于脉。脉气流经，经气归于肺，肺朝百脉，输精于皮毛。毛脉合精，行气于腑。腑精神明，留于四脏，气归于权衡，权衡以平，气口成寸，以决死生。饮入于胃，游溢精气，上输于脾，脾气散精，上归于肺，通调水道，下输膀胱。水精四布，五经并行。合于四时五脏阴阳揆度，以为常也。

夫脉者，血之府也。长则气治，短则气病，数则烦心，大则病进，上盛则气高，下盛则气胀，代则气衰，细则气少，涩则心痛。

脉其四时动奈何？知病之所在奈何？知病之所变奈何，知病乍在内奈何？知病乍在外奈何？请问此五者，可得闻乎？请言其与天运转大也。万物之外，六合之内，天地之变，阴阳之应，彼春之暖，为夏之暑，彼秋之忿，为冬之怒。四变之动，脉与之上下，以春应中规，夏应中矩，秋应中衡，冬应中权，是故冬至四十五日，阳气微上，阴气微下。夏至四十五日，阴气微上，阳气微下。阴阳有时，与脉为期，期而相失，知脉所分，分之有期，故知死时。微妙在脉，不可不察，察之有纪，从阴阳之始，始之有经，从五行生，生之有度，四时为宜。补泻勿失，与天地如一，得一之情，以知死生。是故声合五音，色合五行，脉合阴阳。

何为虚实？邪气盛则实，精气夺则虚。虚实何如？气虚者，肺虚也。气逆者，足寒也。非其时则生，当其时，则死。余脏皆如此，何谓重实？所谓重实者，言大热病，气热脉满，是为重实。

经络俱实何如？何以治之？经络皆实，是寸脉急而尺脉缓也。皆当治之，故曰滑则从，涩则逆也。夫虚实者，皆从其物类始，故五脏骨肉滑利，可以长久也。

络气不足，经气有余何如？络气不足，经气有余者，脉口热而尺脉寒也。秋冬为逆，春夏为从，治主病者。

经虚络满何如？经虚络满者，尺热满脉口寒涩也，此春夏死，秋冬生也。治此者奈何？络满经虚，灸阴刺阳，经满络虚，刺阴灸阳。

何为重虚？脉气上虚尺虚，是谓重虚，何以治之？所谓气虚者，言无常也。尺虚者，行步恇然。脉虚者，不象阴也。如此者，滑则生，涩则死也。

寒气暴上，脉满而实者何如？实而滑则生，实而逆则死。

脉实满，手足寒，头热何如？春秋则生，冬夏则死。脉浮而涩，涩而身有热者死。

其形尽满何如？其形尽满者，脉急大坚，尺涩而不应也。如是者，故从则生，逆则死。何谓则从生，逆则死？所谓从者，手足温者。所谓逆者，手足寒也。

乳子而病热，脉悬小者何如？手足温则生，寒则死。乳子中风热，喘鸣肩息者，脉何如？喘鸣肩息者，脉实大也，缓则生，急则死。

肠澼便血何如？身热则死，寒则生。肠澼下白沫何如？脉沉则生，脉浮则死。肠澼下脓血何如？脉悬绝则死，滑大则生。肠澼之属，身不热，脉不悬绝何如？滑大者曰生，悬涩者曰死，以脏期之。

癫疾何如？脉搏大滑，久自已；脉小坚急，死不治。癫疾之脉，虚实何如？虚则可治，实则死。

消瘅虚实何如？脉实大病久可治，脉悬小坚病久不可治。

诸病皆有逆顺，可得闻乎？腹胀身热脉大，是一逆也。腹鸣而满，四肢清泄，其脉大，是二逆也。衄血不止，脉大，是三逆也。咳且溲血，脱形，其脉小劲，是四逆也。脱形身热，脉小以疾，是五逆也。如是者，不过十五日而死矣。其腹大胀，四末清，脱形泄甚，是一逆也。腹胀便血，其脉大时绝，是二逆也。咳溲血，形肉脱，脉搏，是三逆也。呕血，胸满引背，脉小而疾，是四逆也。咳呕腹胀，且飧泄，其脉绝，是五逆也，如是者，不及一时而死矣。

何谓五逆？热病脉静，汗已出，脉盛躁，是一逆也。病泄，脉洪大，是二逆也。着痹不移，䐃肉破，身热，脉偏绝，是三逆也。淫而夺形，身热，色夭然白，及后下血衃笃重，是谓四逆也。寒热夺形，脉坚搏，是五逆也。

诸急者多寒，缓者多热，大者多气少血，小者血气皆少，滑者阳气盛，微有热，涩者多血少气，微有寒。诸小者，阴阳形气俱不足。

一日一夜五十营，以营五脏之精，不应数者，名曰狂生。所谓五十营者，五脏皆受气，持其脉口，数其至也。五十动而不一代者，五脏皆受气；四十动一代者，一脏无气；三十动一代者，二脏无气；二十动一代者，三脏无气；十动一代者，四脏无气；不满十动一代者，五脏无气。予之短期，要在终始。所谓五十动而不一代者，以为常也。以知五脏之期，予之短期者，乍数乍疏也。

脉从而病反者，其诊何如？脉至而从，按之不鼓，诸阳皆然。诸阴之反，其脉何如？脉至而从，按之鼓甚而盛也。

人迎一盛，病在少阳，二盛病在太阳，三盛病在阳明，四盛已上为格阳。寸口一盛，病在厥阴，二盛病在少阴，三盛病在太阴，四盛已上为关阴。人迎与气口俱盛四倍已上，为关格，关格之脉羸，不能极于天地之精气则死矣。

善诊者，察色按脉，先别阴阳，审清浊而知部分；视喘息，听声音而知所苦；观权衡规矩而知所主；按尺寸，观浮沉滑涩而知病所生，以治无过，以诊则不失矣。

善为脉者，谨察五脏六腑，一逆一从，阴阳表里，雌雄之纪，藏之心意，合心于精。非其人勿教，非其真勿授，是谓得道。

阴阳结脉论

　　脉有三部，阴阳流通，呼吸出入，上下于中。秋浮冬沉，春弦夏洪，察色观脉，大小不同。三部之分，尺寸及关，营卫流行，不失衡权。肾沉心洪，肺浮肝弦，此自经常，不失铢分。倘有参差，虚实见焉，变化相乘，阴阳相干。风则浮虚，寒则牢坚，沉潜水蓄，支饮急弦。动则为痛，数则热烦，设有不应，知变所缘。三部不同，病各异端，太过可怪，不及亦然。

　　诊法何如？常以平旦，阴气未动，阳气未散，饮食未进，经脉未盛，络脉调匀，气血未乱，故乃可诊有过之脉。

　　切脉动静而视精明，察五色，观五脏有余不足，六腑强弱，形之盛衰，以此参伍，决死生之分。

　　尺内两旁，则季胁也，尺外以候肾；尺里以候腹。中附上，左处以候肝，内以候膈。右外以候胃，内以候脾。上附上，右外以候肺，内以候胸中；左外以候心，内以候膻中。前以候前，后以候后。上竟上者，胸喉中事也。下竟下者，少腹腰股膝胫足中事也。

　　粗大者，阴不足，阳有余，为热中也，来疾去除，上实下虚，为厥巅疾，来除去疾，上虚下实，为恶风也。故中恶风者，阳气受也。有脉俱沉细数者，少阴厥也。沉细数散者，寒热也。浮而散者，为眴仆。诸浮不躁者皆在阳，则为热。其有躁者在手，诸细而沉者，皆在阴，则为骨痛。其有静者在足。数动一代者，病在阳之脉也，泄及便脓血。

　脉有阳结阴结者，何以别之？其脉浮而数，能食不大便者，此为实，名曰阳结也，期十七日当剧。其脉沉而迟者，不能食，身体重，大便反硬，名曰阴结也。结阳者，肿四肢，此言阴阳之气不和，自结而为病也。四肢为诸阳之本。气归形，气结故形肿也。此概三阳而言也。结阴者，便血一升，再结二升，三结三升。阴气结于内而不得流行，则水亦留聚而下泄矣。一阴结，便血一升。三阴俱结，便血三升，此概三阴而言也。阴阳结斜，多阴少阳曰石水，少腹肿。结斜者，偏结于阴阳之间也。夫外为阳，内为阴，胃为阳，肾为阴，此结形身之内，脏腑之外，胃肾空廓之间而为肿也。石水，肾水也。肾者，胃之关，关门不利，故聚水而从其类也。此多偏于肾脏，故为多阴少阳，而少腹肿也。二阳结谓之消，二阳，阳明胃气也。消即消渴也。盖阳明气结，则水谷之津液不生，以至消渴而为病也。三阳结谓之膈，三阳，太阳也。太阳之气生于膀胱，从内膈而出于胸胁，从胸胁而达于肤表，阳气结则膈气不通，内膈之前，当胃脘贲门之处，膈气逆，则饮食亦隔塞而不下矣。三阴结谓之水，三阴者，太阴脾土也。脾为转运之官，脾气结，则入胃之水液不行，液不行则为水逆之病矣。一阴一阳结，谓之喉痹，一阴一阳者，厥阴少阳也。厥阴风木主气，而得少阳之火化，风火气结，则金气受伤，是以喉痛而为痹者，痹者，痛也。阴搏阳别，谓之有子。阴搏者，尺脉滑利而搏击应手也。阳别者，与寸口之阳似乎别出而不相贯，此当主有妊，盖有诸内，而是以尺脉滑利如珠也。阴阳虚，肠澼死。阴阳指尺寸而言，肠澼，澼积下利也。阳加于阴谓之汗。汗乃阴液，由阳气之宣发，而后能充身泽毛，若动数之阳脉加于尺部，是谓之汗。当知汗乃阳气之加于阴液，而脉亦阳脉之加于阴部也。阴虚阳搏谓之崩。阴虚阳盛，则迫血妄行。

夫中热消瘅则便寒，寒中之属则便热。胃中热则消谷，令人悬心善机，脐以上皮热，肠中热则出黄如糜，脐以下皮寒，胃中寒则腹胀，肠中寒则肠鸣飧泄。胃中寒肠中热，则胀而且泄，胃中热，肠中寒，则疾饥小腹痛胀。便者，所以更人之逆也。热者更之寒，寒者更之热也。热中寒中者，寒热之气皆由中而发，内而外也。脐以上皮热者，阳中热；脐以下皮寒者，胃中寒；寒热外内之相应也。

太阳所谓肿腰脽痛者，正月太阳寅，寅，太阳也，正月阳气出于上，而阴气盛，阳未得自次也，故肿腰脽痛也。病偏虚为跛者，正月阳气冻解地气而出也，所谓偏虚者，冬寒颇有不足者，故偏虚为跛也。所谓强上引背者，阳气大上而争，故强上也。强上引背者，头项强而引于肩背也。所谓耳鸣者，阳气万物盛上而跃，故耳鸣也。春三月，所谓发陈，天地俱生，万物以荣，天地万物之气皆盛上而跃，而人之阳气病盛于上，是以经脉上壅，而耳所以鸣也。所谓狂癫疾者，阳尽在上，而阴气从下，下虚上实，故狂癫疾也。所谓浮为聋者，皆在气也。狂癫疾者，病在太阳之经也。聋者，病在太阳之气也，所谓入中为瘖者，阳盛已衰，故为瘖也。阳盛已衰，入中之气不足，则阴虚而为瘖矣；内夺而厥，则为瘖痱，此肾虚也。内夺者，谓阳盛于外，内夺其所存之气，则肾虚矣。痱之为病，四肢不收，盖不能言而兼之四肢，此肾虚厥逆之所致也，少阴不至者，厥也。少阴之气，肾所主也。肾虚以致少阴之气不至者，则手足厥冷也。

少阳所谓心胁痛者，言少阳盛也。盛者，心之所表也。九月阳气尽而阴气盛，故心胁痛也。少阳之上，相火主之，心主无为，相火代君行令，君相之火，为时所遏，故心胁痛也。少阴主心痛，少阳主胁痛。所谓不可反侧者，阴气藏物也。物藏则不动，故不可反侧也。九月之时，万物之气俱收藏于阴，物藏则不动矣。是以少阳之气亦不能转枢，故不可反侧也。所谓甚则跃者，九月万物尽衰，草木毕落而堕，则气去阳而之阴，气盛而阳之下长，故谓跃也。此言少阳之气正盛，不肯随时而存于阴，故病多跳跃也。

阳明所谓洒洒振寒者，阳明者午也，五月盛阳之阴也，阳盛而阴气加之，故洒洒振寒也。所谓胫肿而股不收者。是五月盛阳之阴也。阳者衰于五月，而一阴气上，与阳始争，故胫肿而股不收者。所谓上喘而为水者，阴气下而复上，上则邪客于脏腑间，故为水也。阴气下而复上者，谓冬至一阳初生，阴气下降，至五月而阴气从上也。邪，水邪也。谓阴气下归于水脏，至阴气从上而渐盛，则水邪随气而上升，上客于脏腑之间，故喘而为水也。所谓胸痛少气者，水气在脏腑也，水者阴气也，阴气在中，故胸痛少气也。水火者，阴阳之兆征也，在天呈象，在地成形，诸病水者阴气也。上节论有形之水邪上客而喘，此论无形之水邪上乘而为胸痛少气。所谓甚则厥，恶人与水，闻木音则早惕然而惊也。

所谓甚者，谓阳气不甚，阴气上之甚也。甚则阴阳相搏，水火相恶，而阳明之脉病矣。阳明病脉，则恶人与火，闻木音则惕然，而惊也。所谓欲独闭户牖而处者，阴阳相搏也，阳尽而阴盛，故欲独闭户牖而居，此言阳气尽归于下，阴气独盛于上也。所谓病至则欲乘高而歌，弃衣而走者，阴阳复争，而外并于阳，故使之弃衣而走也。谓阴阳之气上下相搏，而复交争于外内也。阴阳之气外并于阳，则阳盛而为病矣，阳盛故使之乘高而歌，弃衣而走也。所谓客孙脉则头痛鼻衄腹肿者，阳明并于上，上者则其孙络太阴也，故头痛鼻衄腹肿也。此申明阴阳之气上下升降，内外出入，行于脉外之气分。气分者，皮肤肌腠之间，上，谓皮肤之上也。夫诸脉之浮而常见者，皆络脉也，足太阴之脉亦见于皮肤之上，而无所隐，是以阳明之气并于上，则迫于阳明之孙络与太阴之经脉也，迫于阳明之孙脉，则头痛鼻衄，迫于太阴之经脉，则腹肿也。

谈望色

　　夫精明五色者，气之华也。目下为睛明穴。精明五色者，气之华者。是五脏之精华上见为五色，变化于精明之间。某色为善，某色为恶，可先知也。赤欲如帛裹朱，不欲如赭；白欲如鹅羽，不欲如盐；青欲如苍璧之泽，不欲如蓝；黄欲如罗裹雄黄，不欲如黄土；黑欲如重漆色，不欲如地苍。五色精微象见矣，其寿不久也。夫精明者，所以视万物，别白黑，审短长，以长为短，以白为黑，如是则精衰矣。

　　明堂者，鼻也。阙者，眉间也。庭者，颜也。蕃者，颊侧也。蔽者，耳门也。其间欲方大，去之十步，皆见于外，如是者寿必中百岁。明堂骨高以起，平以直，五脏次于中央，六腑挟其两侧，首面上于阙庭，王宫在于下极，五脏安于胸中。真色以致，病色不见，明堂润泽以清，五官恶得无辨乎？五色之见也，各出其色部。谓五脏之病各见于本部也，部骨陷者，必不免于病也。谓本部之色，隐然陷于骨间，其色部乘袭者，虽病甚，不死矣。乘袭者，谓子袭母之气也。如心部见黄，肝部见赤，肺部见黑，肾部见青。此子之气色，乘袭于母部，虽病不死，盖从子以泄其母病也。

其色粗以明，沉夭者为甚。其色上行者，病益甚，其色下行，如云彻散者，病方已。五色各脏部，有外部，有内部。色从外部走内部者，其病从处走内。其色从内走外者，其病从内走外。病生于内者，先治其阴，后治其阳，反者益甚，其病生于阳者，先治其外，后治其内，反者益甚。常候阙中，薄泽为风，冲浊为痹，在地为厥，此其常也，各以其色言其病。风乃阳邪，故其色薄泽。寒湿者阴邪，故其色冲浊。地者，面之下面部名地阁也。风乃天气，故常候于阙庭。寒湿者，地气，故候在地部，此言风寒湿邪可并于脉中。大气可入于脏腑，而为卒死之不救。大气入于脏腑者，不病而卒死。大气者，外淫之邪也。不病者，不在外之形证也。赤色出两颧，若大如拇指者，病虽少愈，必卒死。黑色出于庭，大如拇指，必不病而卒死。赤者，火之色。黑者，水之色。少愈者，水济其火也。卒死者，水淫而火灭也。盖五行之气，制则生化，淫胜则绝灭矣。夫病在气者，其色散而不聚。乘于脉中者，其色聚而不散。大如拇指者，血之脉聚色也。肾脉注胸中，上络心，赤色出两颧者，肾上乘心，而心火之气外出也，黑色出于庭者，肾乘心而必先病，肾为应而亦随之外出也，故色皆如拇指也。盖脏者，藏也五色之见于面者，五脏之气见于色也，聚色外见者，脏真之外泄也。

庭者，首面也，阙上者，咽喉也。阙中者，肺也，下极者，心也。直下者，肝也。肝左者，胆也。下者脾也。方上者，胃也。中央者，大肠也。挟大肠者，肾也。当肾者，脐也。面王以上者，小肠也。面王以下者，膀胱子处也。颧者，肩也。颧后者，臂也。臂下者手也，目内眦上者，膺乳也，挟绳而上者，背也。循牙车以下者，股也。中央者，膝也。膝以下者，胫也。当胫以下者，足也。巨分者，股里也。巨屈者，膝膑也，此五脏六腑肢节之部也，各有部分。有部分，用阴和阳，用阳和阴。当明部分，万举万当。能别左右，是谓大道。男女异位，故曰阴阳。此节论内因之色，有阴阳左右，死生顺逆之分。察五脏五行之色，以知所死之时也。如赤色出于两颧者，所死之期，其日壬癸，其时夜半也。黑色出于庭而老者，所死之期，其日戊己，其时辰戌，丑未也。男从左，女从右，气之顺者，顺则散。如男从右，女从左，气之逆也，逆则聚，聚则有胜克绝灭之患。

　　审察泽夭，谓之良工。沉浊为内，浮泽为外，赤黄为风，青黑为痛，白为寒，黄而膏润为脓，赤甚者为血，痛甚为挛，寒甚为皮不仁。五色各见其部，察其浮沉，以知浅深。察其泽夭，以观成败，察其散抟，以知远近；视色上下，以知病处。积神于心，以知往今。此言审察其色以知外因之病也。色明不粗，沉夭为甚，不明不泽，其病不甚。其色散，驹驹然未聚，其病散而气痛，聚未成也。肾乘心，心先病，肾为应，色皆如是。肾乘心者，则心先病，而抟聚之赤色出于两颧，大如拇指矣，肾即为应，而黑色出于庭，亦大如拇指矣。此脏邪乘于脏，从血脉相乘，故色皆如是之聚而不散也。血气入脏即死，入腑即愈。非为一病，百病皆然。病在外者可治，入里者即死矣。男子色在于面王，为小腹痛，下为卵痛，其圜直为茎痛。高为本，下为首，狐疝㿉阴之属也。此言外因之病色见于腑部者，其病在腑。色虽抟聚，非死征也。面王以上者，小肠也。面王以下者，膀胱子处也。卵者，睾丸也。女子在于面王，为膀胱子处之病，散为痛，抟为聚，方圆左右，各如其色形。其随而下至胝，为淫。有润如膏状，为暴食不洁。左为左，右为右，其色有斜，聚散而不端，面色所指者也。男女之病，散在气分，则为痛。传于血分，则为聚。夫狐疝㿉阴之属，乃有形之证。其形之或方或圆或左或右，各如其色形，盖病聚于内，则见聚色于外，形方则色方，形圆则色圆，此病形而不病脏，虽有聚色，非死色也。胝者，面王之下部也，其面王之色随而下至胝者，主有淫浊之证。其色润如膏状者，为暴食不洁之物。盖腑为阳而主外，主受纳水谷，传导糟粕，是以或外受风寒，或内伤饮食，皆为病腑，而色见于腑部也。色见于左，则病在左，色见于右，则为病在右，其所见之色，或聚或散，皆斜而不端，其抟聚之面色。所谓如指者是也。色者，青黑赤白黄，皆端满有别乡，别乡赤者其色赤，大如榆荚，在面王为不日。此言色之抟聚而端满者，乃大气入脏而为卒死矣。青黄赤白黑者，五脏行之色也。别乡者，如小肠之部在面王，而面王者，乃心之别乡也。大如榆荚者，即如拇指之状也。不日者，不终日而卒死也。其色上锐，首空上向，下锐下向，在左右如法。锐，尖也，空，虚也，其色上行者，上锐首虚，浮而上行。其色下行者，下锐首虚，浮而下行。盖病从内而外者，其本在下，其首在上。病从外而内者，其本在上，其首在下。是以本沉实而首虚浮，此端满之色状也，有斜而不端者，其本在左，其首向右行，其本在右，其首向左行，皆如上锐首空，下锐首空之法，此病在腑而抟为聚之聚色也，余仿此。以五色命脏，青为肝，赤为心，白为肺，黄为脾，黑为肾。肝合筋，心合脉，肺合皮，脾合肉，肾合骨也。

五脏之气，五味存于肠胃，以养五脏之气，五脏内存五神，五气外见五色。色见青如草兹者死，黄如枳实者死，黑如炲者死，赤如衃血者死，白如枯骨者死，此五色之见死也。五色干枯，而兼有所胜之色，故死。青如翠羽者生，赤如鸡冠者生，黄如蟹腹者生，白如豕膏者生，黑如乌羽者生，此五色之见生也。生于心，如以缟裹朱；生于肺，如以缟裹红；生于肝，如以缟绀；生于脾，如以缟裹栝楼实；生于肾，如以缟裹紫，此五脏所生之外荣也。凡相五色之奇脉，面黄目青，面黄目赤，面黄目白，面黄目黑者，皆不死也。面青目赤，面赤目白，面青目黑，面黑目白，面赤目青，皆死也。经云：人无胃气者死，面无黄色，无胃土之阳矣，面之青黑赤色，皆脏邪乘阳，纯阴无阳，故皆死也。

　　色多青则痛，多黑则痹，黄赤则热，多白则寒，五色皆见，则寒热也。察色之妙，全在察神，血以养气，气以养神，病则交病。失睡之人，神有饥色，丧亡之子，神有呆色，气索，自神失所养耳。小儿布痘，壮火内动，两目先现水晶光者，不俟痘发，争用大剂壮水以制阳光，俾毒火一线而出，不致燎原，可免劫厄。

察　问

凡未诊病者，必问尝贵后贱，虽不中邪，病从内生，名曰脱营。尝富后贫，名曰失精。五气留连，病有所并。医工诊之，不在脏腑，不变躯形，诊之而疑，不知病名，身体日减，气虚无精，病深无气，洒洒然时惊。病深者，以其外耗于卫，内夺于荣。良工所失，不知病情，此亦治之一过也。凡欲诊病者，必问饮食居处，暴乐暴苦，始乐后苦，皆伤精气。精气竭绝，形体毁沮。暴怒伤阴，暴喜伤阳，厥气上行，满脉去形，愚医治之，不知补泻，不知病情，精华日脱，邪气乃并，此治之二过也。善为脉者，必以比类奇恒，从容知之，为工而不知道，此诊之不足贵，此治之三过也。诊有三常，必问贵贱，封君败伤，及欲侯王。故贵脱势，虽不中邪，精神内伤，身必败亡，始富后贫，虽不伤邪，皮焦筋屈，痿躄为挛，医不能严，不能动神，外为柔弱，乱至失常，病不能移，则医事不行，此治之四过也。

凡诊者，必知终始，有知余绪，切脉问名，当合男女，离绝菀结，忧恐喜怒，五脏空虚，血气离守，工不能知，何术之语？尝富大伤，斩筋绝脉，身体复行，令泽不息，故伤败结，留薄归阳，脓积寒炅，粗工治之。

亟刺阴阳，身体解散，四肢转筋，死日有期。医不能明，不问所发，惟言死日，亦为粗工，此治之五过也。凡此五者，皆受术不通，人事不明也。故曰：圣人之治病也，必知天地阴阳，四时经纪，五脏六腑，雌雄表里，刺灸砭石，毒药所主，从容人事，以明经道，贵贱贫富，各异品理，问年少长，勇怯之理，审于分部，知病之始，八正九候，诊必副矣。治病之道，气内为宝，循求其理，求之不得，过在表里，守数据治，无失俞理，能行此术，终身不殆。不知俞理，五脏菀熟，痈发六腑。诊病不审，是谓失常。谨守此治，与经相明。揆度阴阳，奇恒五中，决以明堂。审于终始，可以横行。必审问其所始病与今之所方病，而后各切循其脉，视其经络浮沉，以上下逆从循之。

闻 声 诊

　　《黄帝内经》闻声之法，编见脏象，其义精详，不过数语而已，喻昌"闻声论"合《金匮要略》而表明之，义理更精，故附录于此。声者，气之从喉舌而宣于口者也。新病之人不变，小病之人声不变，惟久病苛病，其声乃变。迨声变，其病机显呈而莫逃，所可闻而知之者矣。《黄帝内经》云闻而知之谓之神。果何修而若是？古人闻隔垣之呻吟叫衰，未见其形，先得其情，若精心体验，积久诚通，如瞽者之耳偏聪，岂非不分其心于目耶？然必问津于《黄帝内经》《金匮要略》，以求生心变化，乃始称为神耳。宫、商、角、徵、羽五音，呼、笑、歌、哭、呻五声，以参求五脏表里虚实之病，五气之邪。其谓肝木，在音为角，在声为呼，在变动为握；心火，在音为徵，在声为笑，在变动为忧；脾土，在音为宫，在声为歌，在变动为哕；肺金，在音为商，在声为哭，在变动为咳；肾水，在音为羽，在声为呻，在变动为栗。变动者，迁改其常志也。以一声之微，分别五脏，并及五脏变动，以求病之善恶，法非不详。然人之所以主持一身者，尤在气与神焉。中盛脏满，气胜伤恐者，声如从室中言，是中气之湿也。谓言而微，终日乃复音者，此夺气也。谓言善恶，不避亲疏者，此神明之乱者。是听声中并可得其神气之变动，义更精矣。《金匮要略》复以病声内合病情，谓病患语声寂寂然，喜惊呼者，骨节间病。语声喑喑然不彻者，心膈间房，语声啾啾然细而长者，头中病。只此三语，而下中上三焦受病，莫不有变动可征，妙义天开，直可隔垣洞晰。语声寂寂然者，不欲语而欲嘿也。静嘿统属三阴，此则专系厥阴所主，何以知之？厥阴在志为惊，在声为呼。病本缄默，而有时惊呼，故知之耳。惟在厥阴，病必深入下焦骨属筋间也。喑喑然声，出不彻者，声出不扬也。胸中大气不转，出入升降之机艰而且迟，是可知其病在中焦胸膈间也。啾啾然细而长者，谓其声自下焦阴分而上。缘足着太阳主气，与足少阴为表里，所以肾邪不剂颈而还，得从太阳部分达于巅顶。肾之声本为呻，今肾气从太阳经脉直攻于上，则肾之呻并从太阳变动，而啾唧细长，为头中病也。得仲师此段，更张其说，而听声察病，愈推愈广，所以书不尽言，学者当自求无尽之藏也矣。

仲景弦脉论

《伤寒杂病论》关于脉诊的条文很多，连"辨脉""平脉"等篇在内，有多达三分之一。其中论及弦脉的条文有十五条，包括辨脉篇与平脉篇各三条。伤寒例篇一例。

关于弦脉的形状，脉浮而紧者，名曰弦也。弦者，状如弓弦，按之不移也。鼓阳胜急曰弦。后世有据于此，将其概括为弦者，阳者指下寻之不足，举之有余；状若筝弦，从前中直过，挺然于指下。必须指出的是，按照《伤寒杂病论》的定义，弦脉是浮脉和紧脉的相兼脉，浮是位置，紧是动态，单独的浮脉与弦脉易于区别，但单独的紧脉与弦脉则易混淆。有鉴于此，紧则转索无常，而弦脉则按之不移，两者的不同点，不能忽略。

弦脉在脏腑属肝脏，以春时见弦脉而柔和为正常，其太过和不及均属病象。脉有弦、紧、浮、滑、沉、涩，此六脉名曰残贼，即指此而言，弦脉为阴中之阳脉。凡脉浮大数动滑，此名阳也；脉沉、涩、弱、弦、微，此名阴也。在此列以为阴，是与大、动、数等相对而言。与弦脉相兼出现的脉象，在《伤寒杂病论》中有浮、沉、迟、数、虚、芤、涩等。弦脉主病，除见于春病，肝胆病，少阳经病症外，在《伤寒杂病论》中还主痛证、痰饮、气滞等，其中以痛证多见。此外在《伤寒杂病论》中弦脉还有确定病证、病性和预后等意义，斯加归纳分述之。

弦脉主病证，弦主少阳病。伤寒，脉弦细，头痛，发热者，属少阳。头痛，发热多属太阳经病证。仲景在此尚未列寒热往来，口苦咽干，胸胁苦满，心烦，喜呕等少阳经病候，也未点明头痛部位是否在双颊，发热是否与恶寒交替，而指出脉弦细，将其藉为少阳经痛的诊断依据，此着重于脉弦细、头痛发热，而将其他诸证隐去，其寓意很可能是为突出少阳经脉象，提醒临床医生应注意头痛发热与他经病的鉴别。又云：尺寸俱弦者，少阳病也。此亦说明弦脉在少阳经病症中的重要性，因此学习这些条文时，应将少阳病诸症有机地加以联系。

弦主痛证，疾病的病机总由气血不畅，邪气痹，隧窍不能所至。伤寒，阳脉涩，阴脉弦，法当腹中急痛，先与小建中汤治之，不差者，小柴胡汤主之。此乃提示少阳病兼里虚寒证。脉弦虽主少阳经病，但从腹中急痛、阳脉涩，及主方为温中补益止痛之小建中汤互参，弦脉在此主痛即很明了。太阳下之脉弦者，必两胁拘急。拘急为牵引而痛。少阳经循行胁肋，今太阳误下两拘急而见脉弦，此主痛症也不言而喻。阳明中风，脉弦浮大而短气，腹满，胁下及心痛，久按之气不通，鼻干，不得汗，嗜卧，一身及目悉黄，小便难者，有潮热，时时哕，耳前后肿，刺之小差，外不解，病过十日，脉续浮难，与小柴胡汤。此外脉弦（少阳）、浮（太阳）、大（阳明）三脉兼见，是邪热凝壅滞，三阳合病但以少阳病为中心的条文。其中胁下及心痛，按之气不通，小便难，耳前后肿等是少阳病症，又以胁下及心痛，按之气不通为其主症。此与《伤寒杂病论》条文相似，其主痛证虽同，但一为腹不急痛，一为胁不及心痛；一以主病为主，一以主病为次。部位特殊，先后有别，也体现同脉异病的特点。

弦主痰饮。痰饮为阴寒之邪，少阴病，饮食入口，心中愠愠欲吐，复不能吐，始得之，脉弦迟者，此胸中实，不可下也，当吐之。支饮急弦，此二者合参，都说明弦脉也是痰饮主脉。弦主痰饮，在《黄帝内经》尚未明确提出，这是前人在临床实践中新发展的内容之一。脉沉而弦者，悬饮内痛；咳家，其脉弦，为有水，十枣汤主之；均是以弦脉主饮有力佐证。

弦主气滞。下利，脉沉弦者，下重也。下重即里急后重，有气虚气滞两种情况。气虚而下重者，其脉当沉濡细弱，而本所见沉弦，当属气滞无疑。这样临床上遇下重就可以脉弦与否推测证情的虚实，以确定治法。

气滞证与痰饮证在《伤寒论》论述较少，而多见于《金匮要略》中。这与后人在整理《伤寒杂病论》时，将此一分为二，以《伤寒论》论热病，以《金匮要略》

论杂病的编排有很大关系，研究仲景理论应两相勘照为妥。

　　弦主表邪内陷，古书有云详见弦主痛证节，是以弦脉和两胁拘急推测太阳病表证误下内陷的，故还属太阳本病之脉，其主病亦未离太阳病本位，以小柴胡加桂枝方主治可资佐证。

　　弦主半表半里，太阳与少阳并病，头项强痛或眩冒，时也结胸，心下痞硬者，当刺大椎第一间、肺俞、肝俞，慎不可发汗，发汗则谵语，脉弦者，五日谵语不止，当刺期门。此处所述的太阳与少阳半表半里，证在表里之间，故汗则谵语，而铸成实热内结，但凭脉辨证仍属少阳范畴，与阳明腑实的谵语根本不同，所以刺期门。期门为肝经募穴，刺之可泻，肝火清，则表里自和谵语则止。

　　弦主里证的范围较广，诸如痰饮证、气滞证，腹中急痛，以及所述的潮热、不恶寒，独语如见鬼状，均属里证范围，兹不赘述也。

　　弦脉辨寒热，伤寒若吐下后不解，不大便五六日，上至十余日，日晡所发潮热，不恶寒，独语如见鬼状。若剧者，发不识人，循衣摸床，惕而不安，微喘直视。脉弦者生，涩者死。微者，但发热谵语者，大承气汤主之，此为论述阳明里热实证有生和死两种不同转变。从伤寒若吐下后不解至独语如见鬼状、脉弦者生、微者大承气汤主之，合而观之，为生的转归；从若剧者至微喘直视、涩者死，合而观之为死的转机，故而大承气汤因势利导。于此也可看出里热实证见脉弦为微者，当然，出现在此病症中的弦脉，应以带圆滑冲和之象佳也。

弦主寒也，腹中急痛和胸中实均属寒证，但前者为虚寒，后者为寒实。在脉见为弦象虽一，但从证测脉，虚寒者脉象当见虚弦，寒实者脉象必弦实。

弦脉测预后，伤寒六经病证可测知预后良好的有病本欲愈，病不转经，阴病见阳脉。预后不良的有病证从阳转为阴、真脏脉见等等。

弦主预后良好，病本欲愈。肝者，木也，名厥阴，此脉微弦濡弱者，愈也。肝为将军之官，体阴而用阳，无病脉见微弦而濡弱长，有病则脉失常，久病复见常脉为欲愈，预后良好也。

病不传经，趺阳脉浮而涩，少阴脉如经者，此病在脾，法当下利，以少阴脉弦而浮才见，此为调脉，故称如经也。趺阴脉主候脾胃，少阴脉太溪属肾。脾胃虚，脉浮而涩，故当不利，贵在太阴；若利久不止，病及少阴，则见脉微细；而今少阴脉弦而浮，为得春生上达之象，经气调和，说明病证仅限于太阴，而未传少阴，故预后良好。从阴转阳，阳明病，其脉弦者生，涩者死的推断，说明阳明病重者若见少阳脉是里证出表，从阴转阳之象，预后良好也。

预后不良，从阳入阴。下后脉弦，两胁拘急。即由太阳误下而铸成少阳为病。太阳在表，少阳为半表里，病位由表渐入于里，是不及太阳病转属少阴病为重，但太阳当汗而误下，表不解，致邪陷少阳，按六经辨证权衡，此预后相对不良。

真脏脉见，肝病，假令得纯弦脉者，死！何以知之？以其脉如弦直，此是肝脏伤，故知死也。前已述及肝脉当以微濡弱而长为常，过之或不及为病象。多胃微弦则平，弦多胃少曰肝病，但弦无胃曰死。纯弦即但弦无胃，是生化之源已竭，必然预后不良。

总之，《伤寒论》论弦脉是在整体观念指导下，四诊合参，以推测脏腑常变，气血之虚实，阴阳之虚衰，从而为诊疗提供依据。

五行五气论

　　天有四时五行，以生长收藏，以生寒暑燥温风。此言天之四时五行，成象成形者，而应乎阴阳也。人有五脏化五气，以生喜怒悲忧恐。此言人之五脏化生五气五志，有形无形者，而应乎阴阳也。

　　五气更立，各有所胜，盛虚之变，此其常也，五运之气，五岁更立。太过之年，则胜己所胜，而侮所不胜，不及之年，则为己所不胜而胜之，己所胜而侮之，故各有所胜也。所胜之气，不务其德，则反虚其本，而复受其侮，此盛虚之变，乃理之常也。

　　何谓所胜？春胜长夏，长夏胜冬，冬胜夏，夏胜秋，秋胜春，所谓得五行时之胜，各以气命其脏。春应木，木胜土；长夏应土，土胜水；冬应水，水胜火；夏应火，火胜金；秋应金，金胜木。所谓得五行之主时而为胜也。春木合肝，夏火合心，长夏土合脾，秋金合肺，冬水合肾，各以四时五行之气以名其脏。何以知其胜？求其至也，皆归始春，未至而至，此谓太过，则薄所不胜，而乘所胜也，命曰气淫不分。邪僻内生，工不能禁。气至谓之至，气分谓之分，至则气同，分则气异，所谓天地正纪也。如所主岁运之气。惟太过淫胜而不分，则民之邪僻内生，虽有良工，不能禁也。至而不至，此谓不及，则所胜妄行，而所生受病，所不胜薄之也，命曰气迫。木火之气虚，则己所不胜之金气，薄而侮之也。名曰气迫，谓主气不及，而所胜所不胜之气，交相逼迫也。

阴阳者，天地之道也，万物之纲纪。总之曰纲，周之曰纪。变化之父母，物生谓之化，物极谓之变，生杀之本始，天以阳生阴长，地以阳杀阴存，神明之府也。阴阳不测之谓神，明者，阴阳合而灵显昭著也。治病必求本于本。人之脏腑气血，表里上下，皆本乎阴阳，而外淫之风寒夏湿，四时五行，亦总属阴阳之二气。至于治病之气味，用针之左右，诊别色脉，引越高下，皆不出乎阴阳之理也。故积阳为天，称阴为地，阴静阳躁，地之阴主静而有常，天之阳主动而不息，阳生阴长，阳杀阴藏，阳化气，阴成形，寒极生热，热极生寒。寒热乃阴阳之正气，寒气生浊，热气生清。清气在下，则生飧泄；浊气在上，则生䐜胀，此阴阳反作，病之从逆也。寒气下凝，故生浊阴，阳气上散，故生清阳。

清阳为天，浊阴为地，地气上为云，天气下为雨，雨出地气，云出天气。此言阴阳之气上下相交，然后云行雨施而化生万物矣。故清阳出上窍，浊阴出下窍。此言人之阴阳，犹云之升，雨之降，通乎天地之气也。清阳发腠理，浊阴走五脏。腠者，三焦通会元真之处。理者，皮肤脏腑之文理。清阳实四肢，浊阴归六腑，此言饮食所生之清阳，充实于四肢，而浑浊者归于六腑也。

水为阴，火为阳，阳为气，阴为味。此以水火而征兆，气味之阴阳也。味归形，形归气，气归精，精归化，精食气，形食味，化生精，气生形。味伤形，气伤精，精化为气，气伤于味。此论饮食之阴阳气味，以生精气之阴阳，而养此形。阴味出下窍，阳气出上窍。味有质，故下流于便泻之窍，气无形，故上出于呼吸之门。味厚者为阴，薄为阴之阳。气厚者为阳，薄为阳之阴。此阴阳之中而又分阴阳也。味厚则泄，薄则通，气薄则发泄，厚则发热。味厚为阴中之阴，降也，故主下泄；味薄为阴中之阳，升也，故主宣通；气薄为阳中之阴，降也，故主下泄；气厚为阳中之阳，升也，故主发热，此节论气味之阴阳升降。壮火之气衰，少火之气壮，壮火食气，气食少火，壮火散气，少火生气。夫气为阳，火为阳，合而言之，气即火也，少阳三焦之气，生于命门，游行于外。中焦而主化，纳化水谷之精微，而生此精，以养此形。如五味太过，则有伤于气，而阴火太过，亦有伤于气矣。盖气生于精，而精之所生，由气之所化，形食其味，而味之入胃，亦由气化，以养此形，故气下不可伤也。故曰：壮火之气衰，少火之气壮。盖阳亢则火旺而生气反衰，阳和则火平，气壮而盛大矣。如火壮于外则散气，火平于外则生气，故曰：相火为元气之贼。欲养此精气形者，又当平息其火焉。气味辛甘发散为阳，酸苦涌泄为阴。阴胜则阳病，阳胜则阴病。阳胜则热，阴胜则寒。用酸苦之味至于太过，则阴胜矣，阴胜则吾人之阳分不能敌阴寒，而阳斯病也。用辛甘之味至于太过，则阳胜矣，阳胜则吾人之阴分不能敌阳热，而阴斯病也。重寒则热，重热则寒。苦化火，酸化木，久服酸苦之味，则反有木火之热化矣。辛化金，甘化土，久服辛甘之味，则反有阴湿之寒化矣。寒伤形，热伤气，气伤痛，形伤肿。阳化气，阴成形。寒则阴甚，故伤形。热则阳盛，故伤气。气无形故痛，阴有形故肿也。故先痛而后肿者，气伤形也，先肿而后痛者，形伤气也。形归气而气生形，阴阳形气之相合也，故气伤则转及于形，形伤则病及于气矣。以上论气味阴阳，寒热偏胜之为病如此。风胜则动，热胜则肿，燥胜则干，寒胜则浮，湿胜则濡泻。风热，天之阳气也，寒燥湿，天之阴气也。此以下，天之四时五行，人之五脏五气，外感六淫之邪，内伤五志，亦有阴阳寒热之为病也。

天有四时五行，以生长收藏，以生寒暑燥湿风。此言天之四时五行，成象成形者，而应乎阴阳也。人有五脏化五气，以生喜怒悲忧恐。此言人之五脏化生五气五志，有形无形者，而应乎阴阳也。故喜怒伤气，寒暑伤形，喜怒由内发，故伤阴阳之气。外淫之邪，由皮毛而入于经络脏腑，故伤形。举喜怒而忧悲恐可知矣，举寒暑而燥湿风可知也。暴怒伤阴，暴喜伤阳。厥气上行，满脉去形。此言寒暑伤于外形，身之阴阳；喜怒伤于内脏，气之阴阳也。喜怒不节，寒暑过度，生乃不固。故重阴必阳。此言天有四时之寒暑，人有五气之阴阳。合而论之，在天阴阳之邪，又由吾身之阴阳气化也，是以受天之阴邪而必阳也，受阳邪而必阴也。故曰冬伤于寒，春必病温。春伤于风，夏生飧泄。夏伤于暑，秋必痎疟。秋伤于湿，冬生咳嗽。秋冬，时之阴也，寒湿，气之阴也，冬伤寒，秋伤湿，谓之重阴，冬伤寒而春必温，秋伤湿而冬咳嗽，乃重阴而变阳病也。春夏，时之阳也，风暑，气之阳也。春伤风而夏伤暑，谓之重阳，春伤风而飧泄，夏伤暑而秋病痎疟，乃重阳而变阴病也。寒邪伏存，春时阳气外出，化寒而为温热也。暑气伏存，秋时阴气外出，化热而为痎疟也，天之阴阳，又由吾身之阴阳而变化也。

法阴阳奈何？阳胜则身热，腠理闭，热在表，喘粗，热在里，为之俯仰，阴胜在腹，则为之俯。阳胜在背，则谓之仰。齿干以烦冤，肾主精液，齿干则精液竭矣；心主血液，烦冤则血液枯矣，腹满死，中焦之生气绝矣，能冬不能夏。然亦苟延于冬，而不能幸免于夏，阴胜则身寒汗出，阳虚。身常清，阴寒在表，数栗即寒，阴寒在里。寒则厥，表里俱寒，四肢皆冷；厥则腹满死，能夏不能冬。此阴阳更胜之变，病之形能也。乃阴寒偏胜之死证。得夏月之阳热，乃可救其阴寒。

阴阳易位，更虚更实，更逆更从，或从内或从外，所从不同，故病异名也。阳者，天气也，阴者，地气也。天包乎地，故阳外而阴内，故阳道实，阴道虚。阳刚阴柔，故阳道常实，阴道常虚。故犯贼风虚邪者，阳受之。食饮不节，起居不时者，阴受之。贼风，贼害之风也。虚邪，不正之邪也。阳受之则入六腑，阴受之则入五脏，入六腑则身热不时卧，上为喘呼。入六腑者，谓阳明之行气于三阳，阳明病则六腑之气皆为之病矣，阳明主肉，故身热不时卧也。胃者六腑之海，其气亦下行，阳明逆不得从其故道，故不得以卧也。胃不和则卧不安，此之谓也。阳明气厥，则上为喘呼。入五脏则瞋满闭塞下为飧泄，久为肠澼。入五脏者，谓太阴为之行气于三阴，太阴病则五脏之气，皆为之病矣，总属太阴阳明之所主也。脾气逆则胀满，太阴为开，开折则仓廪无所输而为飧泄，久则为肠澼矣。故喉主天气，咽主地气。喉乃太阴呼吸之门，主气而属天也。咽乃阳明水谷之道路，属胃而主地。故阳受风气，阴受湿气。手太阴主气而主皮毛，故风气乘之。身半以下，足太阴阳明皆主之，故感地之湿气。故阴气从足上行至头，而下行循臂至指端。阳气从手上行至头，而下行至足。故曰：阳病者上行极而下，阴病者下行极而上，故伤于风者，上先受之，伤于湿者，下先受之。上先受之者，言邪气之中人也高，故邪气在上也。下先受之者，言清湿地气之中人也，必从足始，故清气在下也。

　　阳虚则外寒，阴虚则内热，阳盛则外热，阴盛则内寒，余已闻之矣。不知其所由然也。此论表里阴阳有寒热虚实之别。阳受气于上焦，以温皮肤分肉之间，今寒气在外，则上焦不通，上焦不通则寒气独留于外，故寒栗。凡伤于寒则病热，得阳气以化热也，寒栗而不能为热者，上焦气不通也，阴虚生内热奈何？有所劳倦，形气衰少，谷气不盛，上焦不行，下脘不通，胃气热，热气熏胸中，故内热。夫饮食劳倦则伤脾，脾主肌肉，故形气衰少也。水谷入胃，由脾气之转输，脾不运行，则谷气不盛矣。上焦不能宣五谷之味，下焦不能生水谷之精微，胃为阳热之腑，气留而不行，则热气熏于胸中而为内热矣。阳盛生外热奈何？上焦不通利，则皮肤致密，腠理闭塞，玄府不通，卫气不得泄越，故外热。上焦为宗气之海，宗气积于胸中，上出于肺，以司呼吸，肺主气而上合于皮毛，是以上焦通利则充肤泽毛，有若雾露之溉，上焦不通，则皮肤致密，腠理闭塞，元府不通矣。元府，毛窍之汗空也。毫毛之腠理，闭塞，则卫气不得泄越，而为热矣。阴盛生内寒奈何？厥气上逆，寒气积于胸中而不泻，不泻则温气去，寒气独留，则血凝泣，凝则脉不通，其脉盛大以涩，故中寒。厥气上逆，下焦之阴气厥逆于上也。阴寒之气积于胸中而不泻，则中焦上焦之阳气去，而寒气独留于上，寒则血凝泣而脉不通矣。阴盛则脉大，血凝泣故脉涩也。阳热去而寒独留，故中寒也。

阳气者，若天与日，失其所则折寿而不彰，故天运当以日光明，是故阳因而上，卫外者也。

　　因于寒，欲如运枢，起居如惊，神气乃浮。因于暑，汗，烦则喘喝，静则多言，体若燔炭，汗出而散。因于湿，首如裹，湿热不攘，大筋软短，小筋弛长，软短为拘，弛长为痿。因于气，为肿，四维相代，阳气乃竭。

　　阳气者，烦劳则张，精绝，辟积于夏，使人煎厥。目盲不可以视，耳闭不可以听，溃溃乎若坏都，汩汩乎不可止。

　　阳气者，大怒则形气绝，而血菀于上，使人薄厥，有伤于筋，纵，其若不容，汗出偏沮，使人偏枯。汗出见湿，乃生痤痱。膏粱之变，足生大疔，受如持虚。劳汗当风，寒薄为皶，郁乃痤。阳气者，精则养神，柔则养筋，开阖不得，寒气从之，乃生大偻。陷脉为瘘，留连肉腠。俞气化薄，传为善畏，及为惊骇。荣气不从，逆于肉理，乃生痈肿。魄汗未尽，形弱而气烁，穴俞以闭，发为风疟。

　　故风者，百病之始也，清静则肉腠闭拒，虽有大风苛毒，弗之能害，此因时之序也。人能顺苍天清静之气，而调摄其元神，则肉腠固密，虽有大风苛毒，勿之能害。

　　故病欠则传化，上下不并，良医弗为。故阳蓄积病死，而阳气当隔，隔者当泻，不亟正治，粗乃败之。病久者，邪留而不去也。传者，始伤皮毛，留而不去，则入于肌腠，留而不去，则入于经脉冲俞，留而不去，则入于募原脏腑。化者，或化而为寒，或化而为热，或化而为燥结，或化而为湿泻。盖天有六淫之邪，而吾身亦有六气之化。久而传化，则上下阴阳不相交并，虽有良工，勿能为已。故病在阳分而蓄积至死者，以其病久而传化也。故病在阳分，而良工当亟助阳气，以隔拒其邪，勿使其传化，隔者当泻却其邪，更勿使其留而不去也。若不急用此正治之法，皆粗工之败乃事也。

故阳气者，一日而主外，平旦人气生，日中而阳气隆，日西而阳气已虚，气门乃闭，是故暮而收拒，无扰筋骨，无见雾露，反此三时，形乃困薄。阴者，藏精而起丞也，阳者，卫外为固也，阴不胜其阳，则脉薄疾，并乃狂。阳不胜其阴，其五脏气争，九窍不通。

风客淫气，精乃亡，邪伤肝也。风为阳邪，客于肤表，则淫伤于气矣，阳气伤则阴寒精自出矣。风木之邪，内通肝气，肝主藏血，肝气受邪，则伤其血矣。此言阳为阴藏精血之固。因而饱食，筋脉横解，肠澼为痔。因而大饮，则气逆。因而强力，肾气乃伤，高骨乃坏。高骨，腰高之骨，腰者肾之腑，高骨坏而不转摇，肾将惫矣。

凡阴阳之要，阳密乃固，盖阳密则邪不外淫，而精不内亡矣。无烦劳则阳不外张，而精不内绝矣。两者不和，若春无秋，若冬无夏。因而和之，是为圣度。故阳强不能密，阴气乃绝。阳强，邪客于阳而阳气盛也。阳病而不能为阴之固密，则阴气乃绝于内矣。阴平阳秘，精神乃治；阴阳离决，精气乃绝。调养精神者，当先平秘其阴阳，惟圣人能敷陈其阴阳之和平也。

五病所发，阴病发于骨，肾为阴脏，在体为骨，故肾阴之病而发于骨也。阳病发于血，心为阳中之太阳，在体为脉，故心阳之病发于血也。阴病发于肉，脾为阴中之至阴，主体为肉，是以太阴之病而发于所主之肌肉也。阳病发于冬，肝为阴中之少阳，逆冬气则奉生者少，春为痿厥，故肝脏之阳病发于冬。阴病发于夏。肺为牝脏，逆夏气则奉收者少；秋为痎疟，故肺脏之阴病而发于夏也。谓五脏皆有所发之处，各有所发之因。

仲景谈发热

发热病有很多病因——有实证发热，虚证发热，实虚发热，表证发热，里证发热，表里证发热等等之多种因素而造成发热。

张仲景师辨治发热证在《伤寒论》中且以外感发热证治为主，见载于《金匮要略》，则偏以内伤发热证治，二者有所差异，仍可统病于虚实纲领下而辨证论治。

发热证应以虚实统一加以辨治，于临床中较六经辨治明了简单易于把握。在实热证型中可分为表热、里热、表里俱热和半表里发热证，若寻其病因而区分，则分为暑病发热、温病发热、湿热病发热、痈疮发热等。而虚证发热则大致分为阳虚发热和阴虚发热，若责之于脏腑，则分心虚发热、脾虚发热、肝肾亏虚发热。至于发热的表现形式亦多种多样，因病之虚实而有区别。仲景笔下概有身热、身大热、身灼热、身无大热、头热、胃中有热、胸中有热、心中疼热、肚热、丹田有热、蒸蒸发热、烦热、潮热、手足心热、足下热等等。

实证发热在《伤寒杂病论》之载述，除以六经病区分外，以表证发热、里证发热、表里俱发热和半里半表证发热的形式辨证亦不乏其例。其表证发热主要见载于太阳病篇中，并以发热为主症，兼以辨别恶风与恶寒，有汗与无汗，脉紧与脉缓的差异，分出表实证发热中的太阳伤寒发热和太阳中风发热，提示病邪于皮表。其里证发热，揭示病邪已经入里为患戕体。身热、汗自出，不恶寒热和病人烦热、日晡所发热、发潮热、蒸蒸发热等描述，均为里证发热之表现。其表里俱热者既有表证发热之象又有里证发热之症，伤寒，若吐者下后，七八日不解，热结在里，表里俱热时时恶寒，大渴，舌上干燥而烦，饮水数升等记载，即为表里发热之述。至于半表半里发热有两种可能：其一为在表病，邪欲入乎里而未尽入里，留居半表半里之间，此为病进。其二为病邪自里欲退出于表而又未尽出，介属于半表半里之间，此为病将退之象，呈现出往来寒热和身有微热，以及胸满而烦等半表半里之发热。其妇人逢月经来潮，或月经半表半里发热证相似，且用方亦以柴胡汤剂，故亦将其归属于半表半里发热证中。

实证发热之病因随邪气而有异，太阳中热者，暍是也……身热而暍；小有劳，身即热，及属暑邪为病，又为湿家之为病。一身尽疼，发热，身色为蒸黄也，则为湿邪致病，倘若病者一身尽疼，发热日晡所剧者，又属风湿掺挟所为病，风邪致发热者，《伤寒论》与《金匮要略》均有载，限于篇幅不加赘述。惟风邪致病亦常驻兼挟湿，寒热诸邪而为患多见之。至于寒邪为病虽不直接引致发热，然其郁久或兼挟风邪均有引发可能，如太阳伤寒之麻黄汤证发热，即风寒相挟为病发热之典型。此外，病者如热状，烦满，口干烦而渴，其脉反无热，此为阴伏，是为瘀血，乃瘀血致发热之表现。膈上病痰，满喘咳吐，发则寒热之言，则为伏饮久郁所至发热。肠痈者，时时发热，自汗出，复恶寒之描述又属痈疮肿毒所致发热。热而少气、烦冤、手足热而欲呕和若但热不寒者，邪气内藏于心，外合于分肉之间等记载，是为疟虫为病之发热，诸多发热者皆随时间、季节、地区之差别而各异。如春夏易作暑湿发热，冬季易作风寒发热；北方多见风寒，南方多见暑湿、疟虫。故医者宜得悟，其实证发热之病因病变有错综复杂之特点。

虚证发热，通常因脏腑功能低下所表现虚性亢奋引发热即为虚证发热。伤寒发热，下利至甚，厥不止。伤寒六七日不利，便发热而利，其人汗出不止者死之言，即表明因利而损肾水，命门之火无以滋济，阴不制阳之虚证发热。热在上焦者，因咳而肺痿，从何得之？师曰：或从汗出，或从呕吐，或从消渴，小便利数，或大便难，又被快药下利，重亡津液，故得之，则为津耗、阴劫虚、肺痿三虚证热。心伤者，其人劳倦，即头面赤而下重，心中痛而自烦发热之言。是述劳倦太过，内耗心血所成之虚证发热。黄汗之为病，身肿发热，汗而渴，状如风水，汗沾衣，则为脾虚营卫不和所引发热之表现。妇人年五十所下利，数十日不止，暮即发热，手掌烦热，则为肝肾阴虚，阴不制阳酿生之虚证发热。其中百合病，复为发热者，百合滑石散主之，虽未能明确孰脏所致，但因虚致发热乃无以置疑，唯脏腑未明而已。

虚实兼发热，虚实挟兼发热于证中，亦不比前述这实证发热与虚证发热来得少，且较之更有复杂之热。病人身大热，反欲得衣者，热在皮肤，寒在髓，身大寒，反不欲近衣者，此寒在皮肤，热在骨髓也。虽属区别真寒假热与真热假寒之大纲，但为事医者，辨别发热之虚与实提供了重要依据，而辨其虚实挟兼之发热证。方太阳病，发汗，汗出解，其人仍发热，太阳病，外证未除，而数下之，遂协热而利之言，是为医者因汗下不慎所致阳气耗损而表邪未除之虚实兼杂发热。病发热，头痛，脉反沉，少阴病，治得之反发热，少阴病，下利清谷，里寒外热诸多载述证属于阳气虚，兼感表邪所成之虚实挟杂发热。

实证发热与虚证发热于治法上有所不同，仲景据病而灵活辨治为我们医者学习树立楷模。举凡表证发热则以解表退热治之，里证发热则以清泻里热、逐邪匡正为治，表里俱热则以解表与清里双管齐下共逐邪热出体外，其半表里发热以和解为正法治之。据因治之概有：暑邪为犯清暑散热治之，火邪为犯清火除热治之；湿热兼犯则清泄湿热双邪并驱，其风湿、风寒为犯亦双邪并驱为治；瘀血发热则化瘀活血以退热，疟虫发热则除疟解热治之；饮邪发热治以化饮除热，痈毒发热则消痈解毒祛热。上述所言是为实证发热证治之正法，乃仲景师遵《黄帝内经》热者寒之、寒者热之的大则所拟之法。至于虚证发热之法，仲景师亦能据情活变。如脾虚发热，施以调和营卫，益气健脾退热方；肺虚发热，则清金润肺以治之；心虚发热以滋养心血使热退之；肾虚发热因有阴阳双相之别，故或以益其命火，或滋其肾水而热退，不过总以形不足者，补之以味，佐以所利，和以所宜。对虚实夹杂之发热者，其后而定其泻实为主或是补虚为先，或是攻补兼施等法。

　　总之，仲景所拟治疗诸虚实发热之法，是遵《黄帝内经》实则泻之，虚则补之之大则，治疗对实热以泻其有余为正法，虚热而以补其不足为先决，虚实夹杂者酌情于攻补之间。尽管仲景师有关发热病辨治的条文见诸论之中，其文之外仍有包含未见发热而属于发热的部分，故研究仲景师学述思想当触类旁通有机联系，方能臻于全面反映仲景师的学术思想，才能达到治病救人的目的。

伤寒六经辨

　　张仲景师在继承《黄帝内经》学术思想的基础上，运用朴素的唯物主义和自发的辩证法——阴阳五行学说哲学思想为指导，总结了汉代以前的医学经验，结合自己的医疗临床心得，将理论与实践，医理与哲理熔为一炉，创造性地提出了以"六经"辨证论伤寒，脏腑辨证论杂病，确立了中国医学辨证论治特有理论体系，为我国医学基础理论及各临床学科奠定了基础，科学地浅析《伤寒杂病论》的哲学思想。

　　论六经贯穿八纲，仲景师在《伤寒杂病论》（以下简称伤寒）中把伤寒的发病过程，按照疾病的症状和发展规律归纳为"太阳、阳明、少阳、太阴、厥阴"六大症候群体，创六经辨证为总纲，立"阴、阳、寒、热、表、里、虚、实"八纲为指导，以阴阳作为总纲，全面统领，以寒热分为辨证疾病的性质，以表里分辨疾病的部位，以虚实分辨邪正的盛衰，论述了六经辨证的一般规律。如论述中指出：病有发热恶寒者，发于阳也；无热恶寒者，发于阴也。前者为表证，热证，实证；后者为里证，虚证，寒证。还指出发热不恶寒，仅恶热者为阳实热证。无热恶寒者，肢厥，脉微欲绝，为阴虚寒的重证，以六经中的三阳经属阳，三阴经属阴，表实证属阳，三阴经属阳，表实证属阳，里虚证属阴。在这里，仲景师既确定了病的属性，又概括了病的轻重，并运用辩证法的观点，提出辨寒热的真伪理论。如病人身大热，反欲得近衣者，热在皮肤，寒在骨髓也。本条提出了从病人的喜恶来辨寒热真伪的宝贵经验。往往由于审证不确，常易造成误治，故有寒热易分、真伪难辨的说法。有时疾病的真相，易被假象所掩盖。因此必须透过现象看本质，结合病人的脉、舌、症三者合参，全面综合分析。这就是辩证法的具体运用。

明辨病势的转变，在六经病证的传变上，仲景师也是用存在决定思维的观点来论述的。如伤寒一日，太阳受之，若躁烦，脉数急者，为传也。这里指出了六经病证有传与不传两种不同转归。前者说明病位浅，病势轻，加上治疗得当，故速愈不传也；后者由于失治或误治，或寒邪化热，病势加剧，故为传也。有六经依次之表里传，如太阳传阳明，传少阳。太阳病若发汗，若下，若利小便，此亡津液，胃中干燥，因转属阳明。此条说明太阳病，表邪传入阳明，甚则传入少阳，故病位深，病势也较重。还有阴阳经互为表里，相互传变，如太阳传少阴，少阳转厥阴；或三阳经失治误治，病人正虚阳衰则病邪侵犯三阴成为里证。如伤寒六七日，无大热，其烦躁者，此为阳去入阴故也。以及太阳之为病，腹满而吐，食不下，自利益甚，时腹自痛，若下之，必胸下结硬。此乃三阳病误治后，损伤脾阳，以至运化失职，寒湿内盛，传入太阴。越经传是不按六经次序，隔经传变，如太阳病不经阳明而传入少阳。还有直中，是病邪不经三阳，而直接侵犯三阴。如寒湿直犯中焦，出现太阴病，若病热恶化可转入少阴，若再深化，可邪传厥阴，则热深厥深化，或寒热错杂之厥阴重证，此则病位更深，病势笃重。但六经病证传变不是一成不变、循规蹈矩的，而是互相影响，极其错综复杂的。因此，《伤寒杂病论》有"合病"，即二经或三经症状同时出现的情况。如太阳与阳明合病者，必自下利，葛根汤加味主之，以及三阳合病，腹满身重，难于转侧，口不仁面垢，谵语遗尿，发汗则谵语，下之则额上生汗，手足逆冷，若自汗出者，白虎汤加味主之，此即三阳经同病之"三阳合病"。还有"并病"，即先出现一经症状未罢，又出现另一经症状。如二阳并病，太阳初得病时，发其汗。汗先出不彻，因转属阳明，续自微汗出不恶寒。此传变，以及合病、并病，都是依据病人的正气强弱、邪气盛衰以及治疗的适时和得当与否而决定，因此其预后转归也要根据邪正的消长而进行判断。

　　根据病症测预后，《伤寒杂病论》对预后的判断，也是用辩证法的观点来分析的。凡病，若发汗、若吐、若下、若亡血、亡津液，阴阳自和者，必自愈。当然含有机体作用及养阴疗法，伤阳者救阳法，达到阴阳自和的目的，所以才必自愈。少阳病，下利，若利自止，恶寒而蜷卧，手足温者，可活也。少阴病，吐利，躁烦四逆者，死。可见，《伤寒杂病论》是紧紧抓住阴阳消长变化规律的。因为少阴寒化证表现为阳气的盛衰为转移，如果经过治疗，阳气逐渐恢复，则由四肢厥逆转为温暖，下利清谷逐渐停止，恶寒蜷卧转为时觉心烦，脉细微转缓和，是阳气恢复，阴寒消散的顺证，故可治；反之，吐利不止，四肢厥逆不回，躁烦不安，脉微欲绝，则为阳气将脱，阴液欲竭之危证候。根据证候来辨别病情的逆顺，亦属运用辩证法的体现。

重四诊凭证归纳病症，《伤寒杂病论》在论察疾病过程中，既把六经与八纲紧密结合来起，又以望、闻、问、切四诊作为正确辨证的依据，因此《伤寒杂病论》在许多条文中都有四诊形象的概括。如太阳病，脉浮紧，无汗、发热、身疼痛，八九日不解，表证仍在，此当发其汗麻黄汤主之。脉浮紧是切诊所得，无汗是望诊所见，发热身痛是问诊所知。通过四诊归纳，其属太阳表实证，邪在太阳之表未解，治以辛温峻汗法，选麻黄汤加减。又如伤寒，脉弦细，头痛发热者，属少阳。在这里脉弦细，是切诊所得，头痛发热是问诊所知，最后按六经归纳为少阳病。邪在半表半里，治宜和解法，方以小柴胡汤主之。这样通过四诊把取得的第一手资料，进行综合分析，归纳出疾病的性质、部位、邪正盛衰，最后确定诊断、辨证及理法方药，直到今天仍为中医临床的主要诊治手段。

　　表里审证法是把六经与四诊八纲紧密结合，将外感病在发展过程中的各种错综复杂、变化多端的证，按八纲及病机进退、邪正盛衰等情况，分类归纳，综合分析，抓住主要矛盾，分清轻重缓急，采取相应的治疗措施。凡属阳气旺盛，抗病力强的三阳经病，病在太阳之表，以解表发汗为主；病在阳明里证者，经证以清泄里热为主，腑实证则以攻下为主；病在少阳半表半里者，以和解为主。如果病邪入三阴经则属正虚阳衰，抗病力弱，必须扶正温阳兼祛邪。另外还须区别病情，参合兼证，因人而异。因此，《伤寒杂病论》又有先表后里法，先里后表法，以及表里同法三种法疗方案。

　　先表后里法，先表后里是治疗病证的常法。如表里同病，应先解表，表解方可清里，否则易致外邪内陷，造成证变。如本发汗而复下之，此为逆也，若先发汗，治不为逆。同时还有太阳病外证未解，不可下也，下之为逆。其外解者，尚未可攻，当先解其外，外解已可攻之。表未解，不可攻痞。故先表后里法，多用于表里同病，而又以表证为急的病情。

　　先里后表是治疗疾病的变法，适用于表里同病，而以里证为急的病情。如前段的下利清谷而兼有身疼痛等表证，显然里证急于表证，故先治里，急用四逆汤加味温里，即温脾肾之阳，脾肾阳复，则不仅下利等症获愈，同时因阳复而有祛邪的能力，而使轻微的表证自愈。假令表证未解，然后再解表，亦无发汗伤阳之虞。

但有时病情在表里疑似之间，仲景师又教我们要仔细辨别表里轻重缓急，以防过汗、下失序，造成变证。如伤寒不大便六七日，头痛有热者，与承气汤治之，其小便清者，病不在里，仍在表也，当须发汗；若头痛者，必衄，宜桂枝汤治之。这就是在复杂的病情下，分析表里轻重缓急的辩证法。

表里同治是表里证同时治疗的方法。当表里证的缓急比均衡时，纯于解表则里证不去，纯于治里则外邪不解，故须表里同治。如前所述表实兼内热用大青龙汤治之，表实兼水饮证用小青龙汤等治之方治，均属表里同治也。

谈类风湿

风湿性关节炎风湿病属中医学痹症、历节风的范畴，此类病最先侵犯的是四肢关节部位，出现麻木、沉困、重感觉，还可侵犯其他器官，其中最主要是肺和心脏，患风湿病多半是壮年及青年人为多。本病的发生主要由外卫不固，骨节受损，因常年从事农业劳动，造成外伤或因多在潮湿的地方工作，涉水感寒，汗出当风，气血运行不畅所致。风寒湿之气杂致合而成痹，即痛痹中明确地提出诸痹营卫先虚，骨关节不闭，风、寒、湿乘虚内袭，但脉正气为邪所阻不能宣通，因而滞留，气血凝滞，久而为痹，久而久之会使筋骨及皮肤硬化。

在持续发展的基础上，由于关节软骨的退行性病变和继发性骨关节增生等因素可导致关节及全身关节严重疼痛和肿胀，使关节活动减少，肌肉萎缩，皮肤变黑，肌力下降或软组织粘连，而关节活动度减少，不稳定又加重疼痛形成恶性循环，进一步影响关节伸缩功能和日常生活能力，晚期可见对称性关节强硬畸形，日久引起消瘦、贫血、衰竭、全身性类风湿性关节炎。

患者翁淑清，由于常年在潮湿地中劳动工作，长年受湿气侵犯，加上劳作损伤筋骨，本人血虚气弱，使血脉不能宣通，风、寒、湿乘虚而入，侵袭心脏，使心悸心跳，血气不能施通筋脉，久而久之，使皮肤及筋骨硬化，关节软骨节退行，活动减少，肌肉萎缩，肌力下降或软组织粘连，晚期可见对称性关节强硬畸形，成为类风湿症。

类风湿症及风湿性关节炎的治疗，行痹者，应散风为主，而以除寒祛湿佐之，可参考以补血之药剂，所谓治风先治血，血行风自灭；痛痹者，散寒为主，而以祛风燥湿佐，可参考以补火之剂，所谓热则疏通，也就是通则不痛，痛则不通；着痹者燥湿为主，而以祛风散寒佐之，可参考以补脾之剂，清热为主，而以祛风化湿散寒佐之，可参考以引火归原之剂，所谓退其火，而风斯息，散其风而湿乃除也；寒痹者，活血通络为主，而以祛风散寒，除湿清热佐之，可参考以益气健脾之剂，所谓血行脾旺而坚其骨也。脉乃血脉，气血之先，一旦阻滞，病之则发。中医学者，通过多年的实践探索，利用古代的传统艾灸针刺通经活络，结合中药温经散寒，清热去湿达到气血畅通，不受阻滞，通则不痛，消除病患。

对类风湿以及风湿性关节病的治疗，用艾炷、艾灸及针灸作为传热通经活络、祛风散寒为主，加上中草药及药酒去病根治的办法，临床上风胜者祛风除湿，通关活络，活血止痛。常用防风 12 克，羌活 12 克，桑枝 12 克，川续断 15 克，秦艽 15 克，千年健 15 克，骨碎补 15 克，桃仁 15 克，郁金 15 克，生地 20 克，牛膝 15 克，鸡血藤 20 克，蜈蚣 3 条，蕲蛇 15 克，当归身 20 克，川芎 15 克。若腰酸痹痛加乳香 15 克，杜仲 15 克，可连服数剂，至病除为止。

湿胜者，应祛湿祛风，通关活络，活血止痛。常用防风 12 克，双术 15 克，生薏苡仁 20 克，桃仁 15 克，乳香 12 克，骨碎补 15 克，生地黄 20 克，川芎 15 克，当归身 20 克，郁金 15 克，制草乌 15 克，海风藤 15 克，鸡血藤 20 克，羌活 12 克，防己 15 克，牛膝 15 克，蕲蛇 15 克，蜈蚣 3 条。若腰痛加川续断 15 克，杜仲 15 克；若脚痛加秦艽 15 克，木瓜 15 克。

寒胜者，应祛风散寒、疏通经络，祛湿补脾、活血益气。常用防风 15 克，制草乌 15 克，细辛 6 克，夜交藤 20 克，蜈蚣 3 条，鸡血藤 20 克，威灵仙 15 克，羌活 15 克，何首乌 15 克，生地黄 20 克，川芎 15 克，当归身 20 克，桑寄生 15 克，黄芪 20 克，桃仁 15 克，防己 15 克，补骨脂 15 克，千年健 15 克，郁金 15 克。若肩周痛加姜黄 15 克，栀子 15 克；腰痛加乳香 15 克，杜仲 15 克；脚痛加牛膝 15 克，木瓜 15 克，秦艽 15 克，连服 7～10 剂，可药到病除。

患者翁淑清，女，54 岁，广东省徐闻县南山乡五里管区东屯村人。1994 年 4 月 15 日，病者爱人带病人翁淑清到我们诊所就诊，患者诉说患慢性关节炎病已几年，骨节肿大，日夜疼痛，行动困难，生活不能自理，经多处医疗及私人医生治未果，前来就诊。诊断为四肢骨节肿大，皮肤黑色，筋骨硬化，掌不能伸，检查心脏跳动不均匀，故诊断为类风湿或风湿性心脏病。

论历节风

白虎历节风痹证的发生，主要是卫外不固，腠理疏松，涉水感寒，汗出当风，坐卧湿地，使风、寒、湿邪乘虚侵袭引起经脉闭阻，气血运行不畅所致，风、寒、湿三气杂至合而成痹。诸痹，营卫空虚，腠理不闭，风寒湿乘虚侵袭，正气为邪所阻，不能宣行，因而滞留，气血凝滞，久而成痹。风、寒、湿三气之侵袭，各有偏胜，故临床证候不尽相同。若偏于风盛者为行痹，偏于寒盛者为痛痹，偏于湿胜者为着痹，所以三者称为风、寒、湿三痹，对白虎历节风则总称为痹证。

诸痹之证，皆由风、寒、湿三气乘虚而入于经络之阴，成为痹，邪在阳为风，邪在阴为痹，痹者闭也。

白虎历节风是由风、寒、湿三气袭于腠理，闭于经络，久郁而成为痹疾。三气伤阳分为风，三气伤阴分为痹。若三气杂至壅闭经络，使之体内血气循环不调，不通则痛，加上不能随时驱散，故久而成痹，或四肢拘急疼痛，或不痛者，见因三气久而入深。入皮寒在皮毛，为皮痹；入肉则肌肉不仁，为肉痹；入血则凝而不流，为脉痹；入筋则屈伸受限，为筋痹；入骨重而不能举，为骨痹。盖皮、肉、脉、筋、骨间得三气之邪，则气缓，故虽痹而不痛。

然痹之为疾，每各以时遇。如冬气在骨，遇三气之邪成骨痹；春气在筋，遇三气之邪成筋痹；夏气在脉，遇三气之邪成脉痹；季夏在肉，遇三气之邪成为肉痹；秋气在皮，遇三气之邪成皮痹。此皆各由主时受气，而皮、肉、脉、骨各有五脏之合，苟五者受而不去，必内舍于合，为五脏之痹起。

皮痹久之，复感三气内舍于肺，则烦满喘而呕，盖痹既入肺，则气逆，故烦闷喘而呕。

肉痹久之，复感三气内舍于脾，则四肢怠惰，发咳呕汁，上为大塞，盖肢惰者肉痹之验，脾痹则本脏不足，不能散精，反上壅肺，故发咳，上焦不通，故呕汁，甚则否塞也。

脉痹久之，复感三气内舍于心，则脉不通，烦则心下鼓暴，上气咽干善噫，逆气上而恐，盖心合脉而痹入之，故脉不通。不通则气郁，故鼓暴，鼓暴则气逆而喘，故上气。心脉起于心中，上挟胃挟咽，故咽干善噫。厥为阴气，心火衰而邪乘之，故神怯而恐。

筋痹久之，复感三气内于舍肝，则多饮溲数，夜卧易惊，上为引如怀。盖肝内热，脾不淫精于肝，故渴而多饮。肝热下乘膀胱，故溲数。肝痹则气血两衰，故魂不归而易惊。经络有气无血，故上下相引而血不得赴，若结于中而如有所怀也。

骨痹久之，复感三气内舍于肾，则善胀，尻以代踵，脊以代头。盖胃气下行，而肾为胃关，少阴阳明合，少阴者，阳明之根。肾既痹，则肾气不行，是阳明逆也，故善胀。因肾为作强之官，痹则是足挛而不能伸，帮尻代踵，身偻而不能直，故脊代头。此五脏之痹，各以其症显者，脏症显，便不易治。

淫气喘息痹聚肺，淫气忧思痹聚心，淫气弱涩痹聚肾，淫气乏竭痹聚肝，淫气饥饱痹聚脾，则不待三气入舍，于其合而后成痹，即七情过用，亦能伤脏气而为病。以气淫，则燥能清阴。总之，诸痹不已，盖入内而伤损脏气，然有六经应之，而为有余不足。厥阴有余病阴痹，不足病为热痹，滑则病狐风疝，涩则病少腹积气。盖厥阴位下焦，总诸筋，有余则木壅不升，邪郁阴分，故病阴痹，不足则虚而生热，故病热痹，若其脉见滑，是邪有余，狐风疝，其疝如狐而数变如风。

白虎历节风之风湿痹证的病因病理，即白虎历节诸风疼痛，游走不定，状如虫啮，昼静夜剧，一切足手不测疼痛。

白虎历节风，痛痹之证，以其痛循历通百节，以其痛如虎咬，故称白虎历节。其源皆由风、寒、湿袭于经络，致气血凝滞，津液稽留，久而怫郁，坚牢，致卫气阻碍难行。正邪交战，故百节痛其甚，游走无定处，昼静夜剧，此所以三气伤之故。则或饮酒当风，汗出入水；或坐卧湿地，或立行寒水；或体虚肤空，腠理不摄；掩护不谨，日久不治；或误治令入骨蹉跌，固未可轻视。

白虎历节风之内湿痹症，临床上此症大多因血受热，已自胀疼，其他或涉水，或坐卧湿地，或汗出当风，由血热得寒，瘀浊凝寒，之所以作痛，夜则痛甚于阴，治宜祛温疏散，开发腠理，使之血行气和，其痛自安。

此证名曰白虎历节风，大约挈固多寒，肿固多湿，许固多风，故此症状之繁，湿性为着痹，痛不移，肢节肿大，汗多，四肢羸弱，屈伸困难，精神备塞，皮肤不仁，而其做所以统之症，湿性属脉缓，寒胜脉涩，风胜脉浮，三痹各有所胜，治疗则以胜者为主，然而不可举一废三，本是合成之病，此证三气之痛，风者善动，走疼痛，湿者肿，寒则甚痛。

白虎历节风之风湿痹证若久不治，令入骨节蹉跌，故未可轻视，试言其症状，必短气，有汗，头眩欲吐，手指挛曲，渐至摧落，其痛如掣，不得屈伸，须当大作为汤丸，不可拘以寻常之剂。然其方药，又必各因病之轻重缓急，如因血虚、血热、血瘀，则必调气行血化瘀，或由风湿相搏，使肢节肿痛，不可屈伸，则必疏风祛湿；或由风湿麻痹，走注疼痛，则必散郁开结；或由风湿与痰与死血，至走注痛，或红或肿，则必宣邪通行气血，宜疏风活血；或血虚阴火而痛；或腰以下湿热，走注通，则必养阴清热；或由风冷浸入气血，气滞血凝，周身麻痛，则必祛风散邪；或风毒攻注皮肤骨髓之间，痛无定处，昼静夜剧，筋脉拘挛，屈伸不得，必须解结疏结；或由痰注百节痛无定时，久之变成风毒，论骨入髓，必搜邪去毒；或由风气游行，痛无定处，如虫行遍体，日静夜剧，必宣风利气，以麝香元胡散治之。三气所伤经络，或犹轻浅，总以疏风、驱寒、除湿为主。关节肿大，必解结疏坚，以灸为主。

用药常选门冬子 10 克，生大川乌 3 克，生全蝎 6 克，生地龙 6 克，生黑豆 6 克，生蜈蚣 3 条，糯米糊为丸，绿豆大，每次 7～10 丸，空心酒下，服后盖被，取汗出即病减。

中药可用防风 15 克，羌活 12 克，千年健 15 克，桃仁 15 克，骨碎补 15 克，全蝎 15 克，蜈蚣 3 条，当归身 15 克，生地 20 克，郁金 15 克。以上水煎服 3～5 剂。

艾灸七年之病，求三年之艾，三年之艾能调七年之病，艾灸没有副作用。白虎历节风由三气侵入凑皮、肉、脉、筋、骨。重在寒，寒主痛，此证及多方留邪于节，红肿疼痛，昼静夜剧。寒主痛，寒则热之，热则寒之，虚则补之，实则泻之，虚则补其母，实则泻其子。盖白虎历节风之对症治疗，须寒则热之，祛寒，则肿消，痛止。

人体有百节之躯，三气所主之区，必有红肿疼痛，此多受风、寒、湿三气所至。寒有气，热有气。白虎历节风，属寒气，寒则热之，热则用灸法。灸就是温，温就是补，痹症多属久病，虚则补之，所以采用艾灸疗法合情合理。在临床方面效果满意，没有副作用。

艾炷大小，需对症使用，针对寒侵之节，最红最肿处放艾炷治疗，患者体肥肌厚、病重者，用大壮艾炷；患者体瘦肌薄、病轻，用细壮艾炷，但灸穴一定要取正寒袭居区，使用方法，是采用"直接灸，灸化脓，脓出即愈"。此乃诸生对风湿及白虎历节风之治疗大法，若要脓出得多而疾除，绝不可在灸疮上贴药膏，擦药，随其流尽寒水病自愈，不怕烂，烂后则安之。

诸痹之证，由风、寒、湿三气所凑，肤空不掩，袭至皮、肉、筋、骨，三气入久病深，而皮、肉、脉、筋、骨又各有五脏之合，苟五者，受而不去，复感三气，则必内舍于合，而五脏主痹起，痹起伤损脏腑气血，为闭三气各有所胜，治疗则以胜为主，然亦不可举一废二。三气在阴，治宜辛温疏散，开发腠理，使之血随气行，气随血至，三气凑袭体内后，循遍百节经脉之病，重点在气血，使之血行气和，其病自除。

论 风 湿

经络是人体运气行血的通路，沟通内外，贯穿上下，把内部的脏腑和外部联系成为一个有机的整体。

风湿痛及坐骨神经痛、腰椎骨质增生，最先侵犯是四肢关节部位、腰部、背部位，出现酸痛、麻木痹沉困重感觉，它还可以侵犯其他器官，其中最主要是肺脏和心脏。

风湿病及坐骨神经和痹证的发生，主要是外卫不固，腠理疏松，涉水感寒，汗出当风，坐卧湿地，使风、寒、湿邪乘侵袭引起经脉闭阻，气血运行不畅所致。风、寒湿三气杂至合而成痹。诸痹，营卫先虚，腠理不闭，风寒湿乘虚内袭，正气被邪气所阻，不能宣行，因而滞留，气血凝滞，久而成痹。风、寒、湿三气之侵袭，各有偏胜，故临床证候也不尽相同，风胜者为行痹，寒胜者为痛痹，湿胜者为着痹，所以称为风、寒、湿三痹。若身体阳盛，内有湿热，复受风寒、湿邪，郁而化热，则称作热痹。脉乃血脉，气血之先，一旦阻滞，病之即发，痹病就由于风、寒、湿留侵关节，血气受阻不通，至疼痛。我们用艾灸或针灸，或服中药疗法的目的就是为了温化，风、寒、湿，内热筋舒，使气血不受阻滞，通则不痛，痛则不通，这是风湿关节病的特征。

在持续性发展的基础上，由于关节软骨的退行性变和继发骨质增生等因素，可致关节较严重疼痛、肿胀等，使关节活动减少，肌肉痿废萎缩，肌力下降或软组织粘连。而关节活动减少和不稳定，又加重疼痛，形成恶性循环，进一步影响关节的屈曲功能和日常生活能力。晚期可见对称性关节强硬畸形，日久引起消瘦、贫血、衰竭等全身症状类风湿关节炎。

风湿性关节炎和坐骨神经病属于中医学的痹证、历节病范畴。风胜疼痛，游走不定者，称行痹或风痹；寒胜疼痛剧烈者，称痛痹或寒痹；湿胜疼痛部位比较固定者，称着痹或湿痹；热胜关节疼痛，红肿灼热者，称热痹。

该病比较顽固，其治疗容易愈而复发。所谓千方易得，一效难求。潜心医学，终于征服了这个顽疾，愈而不发也。活行痹者，散风为主，而以除寒祛湿佐之，大抵参以补血之剂，所谓治风先治血，血行风自灭也；治痛痹者，散寒为主，而以祛风燥湿佐之，大抵参以补火之剂，所谓热则流通，寒则凝塞，通则不痛，痛则不通；治着痹者，燥湿为主，而以祛风散寒佐之，大抵参以补脾之剂，盖土旺则能胜湿，而则气足自无顽麻也；治热痹者，清热为主，而以祛风化湿散寒佐之，大抵参以引火归原之剂，所谓退其火而风斯息，散其风而湿乃除也；治骨痹者，活血通络为主，而以祛风、散寒、除湿、清热佐之，大抵参以益气，健脾之剂，所谓血行脾旺而坚其骨也。

此病除用中药各方治疗外，主要用针灸或艾炷灸，目的是疏风利湿，温经散寒，通经活络。

艾灸和针灸取穴，辨证论治，按痛找穴，以阿是穴为准绳，局部取穴为主，循经取穴为辅，临床可根据病变部位不同而灵活取穴。灸可温经散寒，清利热，化寒湿，经络疏通，血气畅通不阻，疼痛自止。脉乃血脉，气血之先，一旦阻滞，病之即发。痹症就由于风、寒、湿留侵关节，血气受阻不通，致疼痛。艾灸目的就是为了温化，风、寒、湿，内热筋舒，使血气不受阻滞，通则不通，消除疾患。

艾灸方法应先灸上区背、肩、手，后灸腰、腿、足，使用艾炷可分为大、中、小三个分量，大小壮之多少，随病症风寒湿留袭关节深浅，施艾炷部位不同而异，少者三至六壮，多者数十壮，可分次累积计算，一般阴寒虚弱之症宜多灸几壮，体壮健旺者宜久灸，肌厚丰满之处，而大壮艾炷，肌薄之处使小壮艾炷。

艾炷灸可分为直接灸和隔物灸两法，对痹证历节病是使用直接皮肤灸，艾灸时要等艾炷燃烧透发完毕为度，灸时痛见不甚，加上艾痕不发疡作溃，此症必以重症论。灸时痛觉剧烈，灸痕四至七天发疡，为轻症易治，有风、寒、湿痹证，必进行灸，不灸，要想病除是难之。

艾灸禁忌为考虑禁区，血压过高，高热未退，融合关节无见发痛，麻木不仁患者，应配合中药治之。

方用虎骨驱风散，药用虎骨60克，藕节60克，没药30克，川芎40克，当归身60克，琥珀30克，肉桂10克，羌活40克，牛膝30克，威灵仙5克，续断40克，千年健50克。共磨为粉末，分1个月服完。

也可用防风15克，羌活12克，牛膝12克，续断15克，蜈蚣3条，千年健15克，何首乌15克，威灵仙15克，川芎15克，当归身18克，桃仁15克，生地20克，防己15克，桑寄生12克，乌药15克，郁金15克。水煎服之，轻者服3～5剂，重者7～10剂可病除。

论 腰 腿 痛

腰椎间盘突出症是属中国医学中腰腿痛痹症的范畴，是骨伤科常见病多发病，往往缠绵很久，屡医无效。此病主要是外卫不固，骨节痹阻，多由劳倦过度耗伤，或常年从事农作业，涉水感寒，汗出当风，坐卧湿地，使风寒湿邪乘虚侵袭引起经脉痹阻，或水湿停滞，使经络瘀阻，故出现不同程度的腰部剧痛和痹，风寒湿三气杂合而成痹。《类证治裁·痹症论治》中更明确地指出：诸痹，营卫先虚，骨节腠理不密，风、寒、湿乘虚内袭，正气为邪所阻，血脉不能宣通，因而滞留，气血凝滞，久而成痹。久之骨节或腰椎间盘骨疏松，使血脉不通，疼痛沿患侧坐骨神经向腿部呈放射性窜痛。多放射到大腿后侧，小腿后外侧，足背外侧，及脊椎侧弯活动受限。腰椎间盘突出压痛或伴向下肢放射痛。直腿高抬试验阳性，下肢皮肤感觉异常，肌力减弱甚至肌萎缩。从腰部检查，显示一个或多个腰椎间盘突出或膨出。现代医学认为是由于变性腰椎间盘纤维环破裂，髓核向外突出，刺激周围组织，引起继发性、无菌性炎症改变，突出或膨出的腰椎间盘压迫神经根而导致硬脊膜周围软组织水肿、充血、粘连、纤维组织增生而致本病发生。

中医辨证治疗宜疏通经络、散风寒、祛湿邪、消结肿、利关节，使气血流畅，消炎止痛，有利于局部组织的新陈代谢，达到腰部的肌肉松弛，松解小关节间受压迫的软组织，解除神经与韧带的粘连，恢复腰背肌群的功能。独活、麻黄、桂枝具有祛风除湿，温经散寒，通络止痛之功；乳香、没药、红花、桃仁、鸡血藤、活络藤为活血要药，通过活血化瘀通络而改善血液循环，以达到止痛的目的；防风、防己、威灵仙、秦艽、木通、地龙、羌活祛风通络而利水消肿，并助其他药物走窜全身经脉而止痛；牡蛎敛阴潜阳、强关节，加白芍增强缓急止痛作用；当归、川芎、黄芪补中益气而补血强身，促进血液运行以通脉；木瓜、首乌化瘀通络祛风止痛，为血中气药，行气活血而搜风；骨碎补、续断、狗脊益肾强筋去伤，可治筋骨之疼痛，足膝无力腰痛酸软；锁阳、熟地能补益精髓，可治肾虚骨弱腰膝无力；甘草益气和药。通过活血消肿，促使已突出物萎缩吸收还纳，解除对硬膜囊和神经根的挤压与刺激，从根本上治疗。诸药合用解除痛苦迅速，疗程短，疗效好无后遗症。

药用防风 15 克，乳香 15 克，没药 15 克，桃仁 15 克，羌活 15 克，续断 15 克，川牛膝 12 克，鸡血藤 12 克，威灵仙 15 克，千年健 15 克，秦艽 15 克。连服15～20 剂。

药用防己 15 克，千年健 15 克，生地黄 20 克，乳香

15 克，桃仁 15 克，红花 15 克，何首乌 20 克，郁金 15 克，当归身 15 克，川芎 15 克，黄芪 20 克，川续断 15 克，白芍 15 克，蜈蚣 3 条，鸡血藤 20 克，络石藤 15 克。若病者体虚加党参 15 克，白芍 15 克，熟地黄 20 克。以上方可连服 20 剂，至病证痊愈。

治　未　病

预防为主，治疗为副，是最早免疫学的结晶，免疫学最早就认识到扶正去邪，使用种人痘防天花的人工免疫法，分别在一千多年前，就得到了明确阐述预防为主，并在实践中运用。成书于东汉末年的《伤寒杂病论》，是我国第一部临床专著，内寓有丰富的扶正祛邪——现代的免疫学内容及方法，经年沿用和发挥，盛而不衰。

《伤寒杂病论》之正气与免疫。仲景师在其中早就认识到正气具有抵抗病邪，使人体免被侵犯，而保持健康的功能。若善于运用各种方法保养正气，使人体正气强盛，就能防御外界邪气的侵犯；如正气虚衰，不能发挥正常的御邪功能，则会产生疾病。故曰：五脏元气通畅，人即安和。血弱气尽，腠理开，邪气因入。营行脉中，卫行脉外，营卫和则愈。再如在六经辨证中，皆有欲解时一条，这是仲景用子午流注生物钟，来推断人体正气旺盛之时，以正抗邪，不药自愈的免疫学思想。如阳明病欲解时，从申至戌上。因阳明之气旺于申酉戌，此时正气得助，正能祛邪，故其病不药自解。又如少阳病欲解时，从寅至辰上，少阳阴中之阳，通于春气，寅卯辰为少阳木气旺盛的时际，少阳病得肝木旺气相助，即阴生阳长之义，故病有欲解之机。又如少阴病欲解时，从子至寅上，阳生于子，阳进则阴退，阳长则阴消，少阴解于子至寅中，正所谓得阳病解。又如厥阴病欲解时，从丑至卯上，厥阴中见少阳之化，病可望愈，因为少阳旺于寅至辰，故厥阴解于丑至卯。由此可见，本书对正气的上述认识，非常简练地阐明了机体的抗病能力，也即免疫机能与疾病发生发展的关系。这与免疫学关于免疫机体识别和清除病原微生物等外来抗原物质及自身变性物质的一系列保护反应，即机体不但有抵抗病原微生物侵袭的能力，还有识别和清除非己物质的能力的概念，是一致的。因此，正气与免疫学中的免疫力，都有保护机体，抵抗外邪的作用。正气旺盛，免疫力强，则人体阴阳平衡，安康无病；正气虚弱，免疫力低下或紊乱，则能导致疾病的发生。从此书中发现，正气包括先天之真气、后天营卫之气。元真之气藏于肾，营卫之气资生于脾，卫气外循皮肉、内熏脏腑，又靠肺的宣发输布，可见正气与肺、脾、肾三脏有关。

　　肺与免疫，肺主气，合皮毛，其有宣发卫气行于皮肤、肌肉、腠理之中的功能，是抗御外邪入侵的第一道防线。肺气充足，则能宣发卫气于皮毛使腠理周密，开合有常，外邪就不易侵入；若肺卫失调，开合无度，则现畏寒、自汗或无汗，脉浮，导致太阳伤寒或中风。这与免疫学中的非特异性免疫的皮肤黏膜屏障作用，有相似之处。实验证明，治疗肺卫失调所致太阳伤寒、中风的麻黄汤与桂枝汤中的药物，如白芍、桂枝、炙甘草、大枣等，都有免疫调节作用。在临床实践中我们深刻体会到，由肺卫虚弱，免疫力低下导致的表虚证患者，易出现上呼吸道感染症状。我们每用桂枝汤加黄芪疗效极高，并且能够增加患者的抗病能力，提高免疫功能，使患者不易再患上感染。

脾与免疫，脾旺不受邪。证之于临床实践，脾虚的病人往往免疫力低下，易罹病患，脾为后天之本，气血营卫生化之源，通过健脾治疗，往往可使人体免疫力增强以防治疾病。《伤寒杂病论》中常用的健脾方药如党参、白术、茯苓等药均可促进免疫功能。实践证明，脾虚型慢性支气管炎及慢性肝炎等，有细胞免疫低者，经调理脾胃后，病情好转，细胞免疫功能也恢复。这些都说明脾与免疫有关，通过健脾可使免疫力提高以达到抗御病邪的目的，保障人类的健康。

肾与免疫，五脏元真通畅，人即安和。充分认识到肾命元真气在保持人体健康中的重要地位。现代研究证实，肾与下视丘—垂体—肾上腺皮质系统关系密切，垂体—肾上腺皮质系统可调节免疫，故肾对调节全身阴阳，保持免疫功能稳定，起重要作用。有资料表明，肾虚型慢性支气管炎患者的 T 细胞明显低下，经用补肾法治疗，细胞有所提高，症状缓解。以上所述，《伤寒杂病论》中的正气与免疫关系十分密切，它与肺、脾、肾的生理功能相关，若肺、脾、肾三脏功能正常，免疫功能就正常，如因种种原因导致肺、脾、肾任何一脏亏虚，营卫下，而通过调补肺、脾、肾，便可提高免疫功能，改善机体免疫状态，故《伤寒杂病论》非常重视扶助正气，时时强调胃气和则愈、胃和则愈、阴阳和，必自愈的科学论断。

仲景论产后病

在《金匮要略·妇人产后病脉证治》中专述了妇人产后常见疾病，如产后三病，产后腹痛，中风，下利以及烦乱呕逆的脉因证治。

产后柔痉证，患者林月珠，女，28 岁，农民，广东省雷州市龙门镇人，2005 年 7 月 2 日诊病。病者产后十日，自恃体健，不以为意，恶露未尽，又下溪中洗衣被褥，顿感身冷，勉强返家，遂作头痛神昏，项背强直，筋脉拘急，发热恶风，自汗出，肢体酸重，胸腹闷胀，口干渴，纳呆，大便未行，小便涩少，舌淡红，苔白腻，脉沉细迟。证属产后柔痉，风湿偏盛。治宜调和营卫，疏风湿，通经络，行瘀血，养津液。方用瓜蒌桂枝汤加减。药用瓜蒌根 15 克，桂枝 15 克，白芍 15 克，桃仁 12 克，红花 10 克，炙甘草 10 克，秦艽 15 克，地龙 10 克，藿香 15 克，佩兰 15 克，生姜 3 片，大枣 12 枚，当归身 15 克。水煎分 3 次温服，连服 3 剂。药后二便通利，胸腹闷胀及肢体酸重，发热恶风等症皆轻，但仍头痛项强，筋脉拘急，脉沉细迟弱。原方去秦艽、地龙、桃仁、藿香、佩兰，加川芎 15 克，黄芪 30 克，熟地黄 20 克。水煎分 3 次，服 2 剂。

　　药后诸症若失，脉和缓，纳增，恶露净，继以调补气血而安之。新产血虚，多汗出，喜中风，故令病痉。但对痉病的证治并无论述。太阳病，其证备，身体强，几几然，脉反沉迟，此为痉，瓜蒌桂枝汤主之。血虚而筋脉失养，加之感染风邪，又复化燥伤津，因而除太阳表证悉具外，痉挛抽搐等症亦随之而起，致成斯症。脉不浮缓而反见，沉迟细者，是在里之津液已伤，筋脉失养，营卫之行不利耳，投桂枝汤调和营卫，瓜蒌根清气分之热而润太阳经既耗之液，经气流通，营卫得调，风邪自解。加之秦艽、地龙、桃仁等祛风湿，通络脉，行血瘀。藿香、佩兰芳香化湿。二诊见外风温解，而项强拘急诸证犹存，乃由产后血亏未复，而肝脏血主筋，血不荣筋使然，故加当归川芎补血汤，且用白芍建中汤益气而养筋脉，使邪祛正复，诸恙俱瘥也。

　　产后郁冒证，林少妹，女，29 岁，雷州市某位营业员，2003 年 5 月 7 日门诊。林某产后第十二天，系足月顺产，产后几日洗浴后，但觉头晕头疼，头部汗出甚多，呕逆欲吐，纳食不能下，急寻医诊治，用生化汤、生脉散。用药如浮小麦、麻黄根、煅牡蛎等中药服而未效，加注西药阿托品，抗生素药物无果。见面色无华，头昏头疼，汗出甚多，呕逆欲吐，纳呆，大便六日未行，腹微胀，小便短少，口干思饮水，心烦不安，不能入眠，乳汁减少，恶露未净，卧床忌起，动则汗出淋漓，头昏冒及呕逆加剧，腹不疼痛，舌质淡红，苔白微燥，脉象微弱。此病属产后郁冒之证也，由外闭内郁，下虚上冒而至，以小柴胡汤加味治之。药用党参15克，柴胡15克，益母草15克，黄芩12克，半夏10克，生姜5片，甘草7克，红枣12枚。水煎分3次温服。一剂汗出微微，脉象更弱，知产后气血两虚，遂以原方加重党参20克，黄芪20克，再一剂头汗全止，头晕也消，不呕能食，二便也通，精神也振，恶露已净，疾病消除。

产后郁冒乃产后血虚阴亏，兼受外邪，阳气上冒所致。产后郁冒，其脉微弱，呕不能食，大便反坚，但头汗出，故曰血虚而厥，厥而必冒也，以小柴胡汤加味治之。本证由于外闭内郁下虚上冒，拟定方药颇难。再汗则更亡津液，津亡则阴竭于内，阳浮于外，若令滋阴则阳郁不解，头汗不止，阳脱于上。仲景小柴胡汤"上焦得通，津液得下，胃气因和"，以扶正达郁，和利枢机，从而使阴阳达到平衡，则郁冒自解，病症自除，临床验证实有效之。

产后腹痛证，患者黄琴珠，女，30岁，湛江郊区麻章李家村人，2003年8月16日门诊。患者产后22天，恶露已净，唯腰痛，纳差，体弱，在某医院予以生化汤、失笑散，药如益母草、丹参等，乌梅汤又配合西药止痛药等。眼睑内膜色淡，指甲口唇皆淡，神疲语音低微，腹痛绵绵，按之软，痛无定处，昼夜不止，身不热，口不渴，形寒衣厚，心悸动，大便量少，小便清长，寐差，舌淡红，苔少，脉细弱。证属产后气血俱虚，寒凝腹痛。治宜补养气血，通阳散寒，拟当归生姜羊肉汤加味主之。药用当归头 40 克，生姜 50 克，黄芪 50 克，羊肉 200 克。煎服，三剂后腹痛渐减，知药中机，因气血虚甚，一时难复，继原方嘱进 10 剂，服后告病痊愈。

产后腹痛，有气血两端虚实之异，如血虚内寒、气血郁滞及瘀血内停等证。本例属于血虚内寒证型，乃产后血虚内寒，经络失养或寒凝经络而由。产后腹中痛，当归生姜羊肉汤主之。此非单纯活血理气止痛所能效力，而当归、羊肉补产后之阴血，佐生姜能散腹中之寒，故令病愈。

产后中风病，患者林少琼，女，28 岁，广东省雷州市客路圩人。2002 年 11 月 12 日，到门诊要求治疗，素体虚弱，临产时出血甚多，大汗淋漓，神疲倦怠，产后渐起头痛，发热（体温 38.4℃ ~ 39.2℃），住县医院治疗，诊为产褥热。用多谱抗生素数日，体温降至正常而出院，几日复痛，发热如前，更医治之，用过桑菊饮、银翘散等清热解表之剂，配合抗生素针药治疗未能显效，后到此就诊。患者系产后 16 天，探之见面色正赤、头痛、发热，周身骨节酸楚，咳嗽痰白稠黏，心烦不寐，口渴喜热饮，纳差，大便秘结三日，溲短少，恶露少量，舌绛红，苔白腻，脉浮缓。此属正虚邪实之候，治宜扶正祛邪，竹叶汤主之。药用竹叶 15 克，党参 15

克，葛根 15 克，防风 15 克，桔梗 15 克，桂枝 10 克，熟附子 10 克，甘草 6 克，生姜 10 克，红枣 10 枚。两剂后唯微汗出，余症依旧，脉浮缓弱，知药入辙，但因附子量轻，无能为力，乃更添 7 克以引下行，继给三剂。药后诸症锐减如失，便畅溲清，纳增，脉亦缓和，后以调养气血而安。

产后中风发热，面正赤，喘而头痛，竹叶汤主之。产后中风，发热头痛为病邪在表，面赤气喘，为虚阳上越。治疗时若因外邪单纯攻表，则浮阳易脱，若因其正虚而单纯补里，则表证难解，必须扶正祛邪，寓解表于扶正之中。本证不仅有面赤、发热等上越之征，亦露气喘、头痛喜按等下虚之机，故非选竹叶汤不可，以上清头热，温补又能引阳下行，而达到全面治疗之目的。方中竹叶清热除烦，防风祛风，桔梗利气，三药共清上浮头面之风热；葛根、花粉散热生津，防燥化而治痉厥；桂枝汤去芍药能温通肌表，宣化膀胱；人参生津固气；附子引浮阳下行，共收扶正祛邪，表里兼治之良效，以达到治病救人的目的。

肾阴虚治验

人体的一切活动都本源于肾，肾为先天之本，肾为生命之源泉，所以多种疾病都与肾有直接或间接联系。肾阴充沛，肾阳旺盛，各脏器官才能旺盛，人体的生命活动，生长发育才能正常。如先天不足，后天失养，生命之源枯竭，就不能维持各脏器的正常活动。所以说肾气弱，各脏器也俱弱，特别是小儿，生下来不管强弱，都须滋养肾阴，只有肾机能正常才能促使各脏器活跃起来，达到复原健康目的。

有些疾病甚至在束手无策，治愈无望的情况下，用治肾法治疗会收到意想不到的好效果，而且用治肾法可以在整个身体从前到后，从左到右，从上到下，从内到外，纵横调理，诸如先天不足，发育不良，营卫失衡，气机紊乱，以及慢性胃炎、急慢性鼻炎、气管炎、咽喉炎、扁桃体炎、喉痛、气壅喘嗽、胃痛、胃溃疡、腹泻、感冒发热、小儿走路慢、出牙慢等症。如用六味地黄汤（丸）加味治疗，不仅有治疗作用，而且有较强的预防作用。比如服用六味地黄汤或丸三天后，在服用期间和服后一段时间内，绝对不会引发感冒，请试用可知。六味地黄汤（丸）加味不但可治疗很多常见疾病，而且还可解决不少疑难病的难点。如脚裂多年，疼痛难忍，冬季加重，用服六味地黄汤加味或（丸）七至十剂，病症很快好转或痊愈。徐闻县城有一小儿七岁，头向一个方向连续不停地摆动，已四年之久，湛江两医院确认为缺钙引起，但多次治疗无效，后家人买回六味地黄汤数剂服后，病情好转，再加六剂服用，病症痊愈。雷州城有一青年学生经常加班学习，深夜不息，日久咽喉疼痛并肿大，吞口水难，后服用六味地黄汤加味数剂，病症痊愈。多种病例证明，六味地黄汤（丸）加味不但能治疗、预防很多疾病，而且能使服用者精力充沛，精神焕发，提高工作效力，稳定情绪，增强记忆力，有强身健体，延年益寿悦颜色的作用。

六味地黄丸是宋代钱乙（钱仲阳）所著《小儿药证直诀》的名方之一，为滋阴之平剂。方中用熟地黄、山萸肉、山药，补肝脾三阴以治本；用泽泻、牡丹皮、茯苓，泻三阴虚水之邪以治标。补泻结合，以补为主，寓泻于补之中，相辅相成，一面滋阴，又佐降火之品，降泻肾浊，符合古人用补药必兼泻邪，邪去则补药得力的遗训。在临床上常用六味地黄汤加味治疗腰膝酸软，耳鸣耳聋、遗精、消渴等，病例很多，对很多慢性病都有不同程度的疗效。

《伤寒杂病论》议麻桂

　　《伤寒杂病论》是仲景师所著，为祖国医学的四大名著之一，也是我国的一部医学巨著，后又有《伤寒尚论篇》为明末清初的医学家喻嘉言修著，他将仲景师的《伤寒杂病论》再分条辨析而成，后清代高学山师又各条反复详辨之，著有《伤寒尚论辨似》篇。从历史至今我国的医学家伤寒论者不计其数，但医者仍尊仲景师而首崇为医圣。我们学仲景师的《伤寒杂病论》治伤寒病的病机病理立方，为患者治疗，实在太妙，确有成效。

　　从仲景师的麻黄、桂枝汤作以浅解来看。麻黄汤由麻黄、桂枝、杏仁、甘草四味药组成，所治为太阳表证，其症状为恶寒无汗、头痛、项强、脉浮紧。头为太阳之都会，项为太阳之要衡，阳得阴则和，软而不强，阴得阳则通畅，而不痛。今症客邪所犯，则不受阴，偶亦不为阴用，何以不强疼也。脉浮者病在表，紧者寒也。麻黄为发汗之强将，对发汗之症为首推药物，使皮肤汗出，表邪外散。用桂枝者因桂枝无汗能发，有汗能止。又说麻黄发皮肤之汗，桂枝发腠理之汗。此方用桂枝者，无汗时桂枝助麻黄，以发之，身已汗出，麻黄之功继续再发而桂枝开始止汗，不致发汗过多，有损气伤津之弊，此其一也；若病邪犯之稍深，腠理亦有轻微之感邪，则桂枝与麻黄一同发散之，此其二也。肺与皮肤相表里，皮毛闭塞，则肺窍不通，致使肺气上逆，形成咳喘。杏仁以降肺气，平喘止咳滋润六肠，甘草为监军以调和之，诸症息矣。

桂枝汤所治者，有汗恶风，不恶寒者，因汗后皮肤之寒邪已解，恶风者此为热风，病邪已入腠理，腠理者营分也，属桂枝汤之症。桂枝汤由桂枝、芍药、生姜、大枣、甘草五味药组成。桂枝色紫入营，为血中之阳，药性走表而不走里；芍药为血中之阴药，性走里而不走表；二药同用则桂枝不能夺芍药而任性走表，芍药不能夺桂枝而任性走里，于是不表不里而适行营分，以和解之。大枣味甘色紫，能入营分；生姜味辛色黄白，能入卫分；大枣性守，惟守者用多，大枣得生姜不至过守，生姜得大枣不至过通，二药合用，则为和营卫之妙剂。桂枝虽为有汗能止，但为血中之阳药，性能走表，又得生姜之散性，助以发表之力，但却得为药性守不走之物以牵制之，共成和解之剂，再得甘草以调和则解肌之力见矣。邪在卫分者浅发汗易，以汗出解之，邪在营分者深，发汗难，同时身已汗者，而病邪犹在，症状已存，则以和解而解之。

谈白虎治热证

白虎汤，医者统冠以阳明经四大证候，大热、大汗、大渴、脉洪大，但白虎四禁为脉弦而细者，不可与也；脉沉者，不可与也；不渴者，不可与也；汗不出者，不可与也。后世恒守于此，常置白虎汤于无用之地，实误人不浅。现以仲景纲点为依据，结合张锡纯治学思想，就白虎汤汗、渴证做一浅析。

从仲景师用石膏谈白虎汤作用。一般认为白虎汤主药石膏性太寒，其势必凶猛如虎，石膏味辛、微寒、无毒。主中风寒热证，可为石膏万古定论。后汉仲景师用石膏多方，大多分布于《伤寒论·太阳》篇。是以石膏主中风，解肌发汗，使邪得汗泄，而无内闭之忧，亦有今所谓截断之意。如病溢饮者，当发其汗，大青龙汤主之。无汗出而烦躁，以大青龙汤发其汗。若汗出恶风者服之，则汗过伤人，逆证丛生。再从桂枝二越婢一汤、厚朴麻黄汤、越婢加半夏汤、小青龙石膏汤、木防己汤等方，观仲景师用石膏无一不是以无汗、喘、烦为辨证要点，其目的就是石膏辛凉辛透作用。只不过在组合处方时，灵活变通，对症而用，只量病性不同罢了，要知仲景师用白虎汤清泄阳明有形之热，亦因石膏有辛透得汗之效而设。服白虎汤后，大抵能出汗，斯乃石膏之凉与阳明之热化合而为汗以达于表也。及石膏其性凉而能散，有透表解肌之力，无论内伤，外感用之皆效。他创制了一系列以石膏为主，疗非阳明四证俱全的方剂。如清解汤治病初起，壮热无汗，脉浮紧者；仙露汤治阳明证，身体状热者等，可知白虎汤有辛透发汗作用。临床何以拘于汗，渴证而不敢投用，仍不知其性故也。仲景师论及白虎之条文，惟阳明篇三阳合病有汗，而太阳、厥阴所主之病均未提及有汗。阳加于阴，谓之汗。伤寒温病，邪入阳明正邪相争，故而汗出；若邪闭热陷，无以汗出得解，则热深厥深是也。此时邪热大甚，何言直出，如拘于白虎四证俱全，或守株待兔，坐等汗出，方敢投用白虎汤。热必内积，重阳必阴，而转逆证。仲景用白虎辛透清泄，则里出表，使汗出热泄，而厥自回。故病初白虎汤，不可徘徊，力当重投，方能奏效。里证下后，脉浮而微数，自微热，神思或不厥。此邪热浮于肌表，里无阻滞也。虽无汗，宜白虎汤，邪可从汗而解，达到药到病除之效。

　　从白虎汤与白虎加人参汤析白虎汗、渴证。有医者用白虎汤常有二虑，一虑石膏质重、性寒，有伤脾胃，邪又无外达之力；二虑白虎汤有猛虎之称，非年老体弱，产妇等患者所能忍受。其实，仲景师在组合白虎汤中以粳米、甘草调中益气，先滋化而发汗，务使元盛而流自通，此亦包含着仲景以胃气为本的学术思想。白虎汤以石膏、知母辛泄邪热，力重才能清无形之热邪，恐其过后伤人，用粳米、甘草化津护液，良工用心之苦，后人用之何虑。再言仲景竹叶石膏汤，竹皮大丸，用石膏治疗伤寒解后，虚羸少气，余热未消；或妇人产后烦呕、暖逆等又有何弊，其所谓自从为稳妥无误者，不知其自误人也。

更有白虎加人参汤，治疗阳明经大热，脉洪大，而汗、渴者，是证者伤寒误治重阳必阴而作饮渴，故白虎加人参汤生津液为救治。服桂枝汤，大汗出后，大烦渴不解，脉洪大者，属白虎加人参汤，发热无汗，其表不解，不可与白虎汤，渴欲饮水，无表证者，白虎加人参汤主之。此二者更证明了白虎汤原非汗、渴不可，若误汗误下，汗、渴并见，需用白虎加人参汤，才为恰当。无怪乎古云夫用白虎汤之定例，渴者加参，其不渴者即服白虎汤原方，可知矣。

白虎加人参汤固然为滋阴津之剂。若单纯认为仲景加参是救阴液而设，如尤在泾所谓人参、甘草、粳米之甘，则以救津液之虚抑其石膏汗出，此差也。有人认为仲景师若救阴液重伤必须以麦冬、花粉滋之，气津两虚必以麦冬、人参充之，此时则参有扶正气助祛邪的另一作用。石膏为阳明表证主药，人参以助其气而达其邪，何虑之有。张锡纯喜用党参代西洋参，取其升发之力，更能助石膏逐邪外出。凡遇其人脉数或弦紧，或年过五旬，或劳心劳力之余，或其人身形素羸弱，即非在汗吐之后，渴而心烦者，当用白虎汤时，皆宜加人参汤主之。

　　近代张锡纯对白虎汤的应用，深解经文之意，不受吴氏四禁所拘，精细体验，变通白虎，确有心术，兹摘几例验案以证。

　　梁某，男，40余岁，为风寒所束不得汗，胸中烦热，又兼散风清解之，数剂病益进，诊其脉洪滑而浮，投以寒解汤，药用生石膏、知母、连翘、蝉蜕，须臾上半身即出汗。又须臾觉药力下半身即出汗，病若失。案内寒不得汗，邪已入阳明是也。张氏变通白虎汤常加连翘、蝉蜕，以行导达表，得汗于太阳而解，使方有发汗逐热上行，又可清泄，逐热下行。

　　雷州客路陈氏小孩，男，八岁得热病兼脑膜炎。闭目昏昏，呼之不应，周身灼热泄汗，其脉洪滑而长，两寸尤盛。其母言病已三日，昨日不省人事，唯言心中发热，至夜间既无知觉，然以水灌之犹知下咽，问其大便，三日未行。以生石膏150g，知母40g，连翘15g，茵陈2.5g，甘草15g，粳米25g。水煎服之。该证周身壮热但无汗出，脉洪滑而长，为邪在阳明典例。如拘泥于无汗出，守太阳表证，投用解表，必重汗出不省人事，故重用石膏100g，于合八岁儿童之体，才能散无形之热于周身。

　　患者雷州市英利镇人，林军勇，患伤寒热入阳明之腑，脉象有力而兼硬，时作谵语，按此脉原宜以白虎汤加入人参汤。而当时医者以大剂白虎汤误治，患者脉转数，谵更甚，乃恍然悟会，后改投白虎汤加人参汤煎二剂分四次徐徐温服尽剂而愈。白虎阳明热证，若脉硬或空虚而数，或见大汗，大渴证，仲景师均以白虎汤加人参，一助正气祛邪，二滋阴亏之体。正如凡欲发汗，须养汗源，非但虑其伤阴，亦以津液不充，则邪无所载，仍不得出也。若下后，脉空虚而数，按之豁然如无者，宜白虎加人参汤主之，覆杯则汗解。总之张氏师应用白虎汤治疗伤寒温病高热，确有心术，或加连翘、蝉蜕、薄荷引邪达表；或加人参、白芍、怀山药补阴滋源，又助气分除邪，始终不离发汗透邪，故能随手奏效，药到病除。

温经汤浅释

　　温经汤是仲景《金匮要略·妇人杂病脉证并治》篇之方，顾名思义，它有温通七经八脉的作用，是一首妇科常用方剂，用之得法，取效若神。

　　温经汤由吴茱萸 10 克，当归 15 克，川芎 15 克，阿胶 10 克，白芍 10 克，人参 10 克，桂枝 8 克，牡丹皮 10 克，生姜 3 片，甘草 6 克，半夏 10 克，麦冬 25 克组成。以半夏、吴茱萸、桂枝、生姜温散寒邪，化浊通脉；合甘草则辛甘化阳；麦冬、阿胶、白芍、当归、川芎养血滋阴，充填冲任；牡丹皮配当归、川芎活血祛瘀通经；而党参、甘草、生姜、大枣益气健脾和胃，以资生化之源，因冲任属于阳明也。诸药配合，共奏温经通脉、养血祛瘀的作用。

　　温经汤可治疗妇科虚寒所生疾患，包括月经不调、闭经、崩漏、痛经、不孕、子宫肿瘤等，证属冲任虚寒、瘀血内停者。因妇人以冲任为本，冲为血海，任主胞胎。二脉不足，则其生理功能失调，出现种种病症。温经汤善于滋养温通二脉，恢复其冲要，任养之职，而能主宰妇人生理活动，俾阴阳调和，病邪乃消。临床运用本方的指征为月经色暗有血块，小腹冷痛或如针刺，白带多稀而不臭，面色无华，舌淡暗或有瘀点、瘀斑，脉细涩。寒气偏甚者，重用吴茱萸、桂枝；血虚为主者，加重当归、阿胶用量；瘀血明显者，川芎、当归、牡丹皮加量，易白芍为赤芍，酌加桃仁、红花；阳气不足者，去牡丹皮，以肉桂易桂枝，加黄芪、附子，重用党参；漏下色淡不止者，去牡丹皮，加艾叶、熟地黄、乌梅、乌药。

患者丁某某，女，36岁，雷州市调风镇人，2004年3月15日到门诊。病者诉月经先后无定期，经常淋沥不断，与白带交替而下，体形衰弱，少腹冷痛，经县医院诊断为子宫肌瘤。欲行子宫全切除术，惧而返回，来此看诊，按其脉弦，察其舌淡苔薄，乃属胞中虚寒，经脉滞凝，血瘀癥结，治宜温经暖胞散寒，活血行瘀消癥。即取大温经汤出入，药用吴茱萸8克，半夏8克，红花8克，肉桂4克，甘草4克，当归身15克，川芎10克，艾叶炭10克，麦冬10克，香附10克，桃仁10克，六神丸40粒吞服。取10剂。服药漏下大减，白带止，腹痛除，药已中病，原方再进，再服60剂。二月后随访，漏下已止，经期如常，精神舒畅，经妇科复查证实肌瘤消失。

王少琴，女，28岁，雷州市龙门王宅村人，2002年7月13日到门诊。王氏诉婚后堕胎，苦于妊娠，相继买西药奎宁片，一个多月内自服四百余丸，以图避孕，后经湛江附院妇检，谓子宫缩小三分之一。到来我门诊求治，两年来月经经常衍期，淋沥不断，其量时多时少，色泽黯质薄，时挟血块，少腹胀痛，拒按，面浮憔悴，头晕肢倦，白带多，缠绵不尽，舌淡苔薄，脉沉。此属冲任虚寒、经脉凝滞之证。治疗原则为调养冲任、温经散寒，方用大温经汤加减。药用吴茱萸 10 克，川芎 10 克，半夏 12 克，香附 20 克，红花 12 克，麦冬 20 克，附子 10 克，肉桂 8 克（冲服），甘草 12 克，川续断 30 克，当归身 20 克，益母草 25 克，蕲艾 12 克，党参 12 克。连服十剂。患者服三剂后经量增多，色暗挟有瘀块，疑为药误，前来复诊，问其腹痛否？答曰血块下而痛除。余乃谓脐腹疼痛，血去反快，此瘀欲去之征，可继服原方，不必多虑。服至五剂，经漏已止，十剂后白带亦净，面色转佳，纳增。唯腰腿酸楚，盖经漏日久，冲任亏损，遂拟右归饮调治，后再复检，子宫已复常态健康，年余顺产育一男孩，家庭幸福美满。

谈柴胡龙牡汤

柴胡加龙骨牡蛎汤，方出《伤寒杂病论·辨太阳病脉证并治》篇中。伤寒八九日，下之，胸满烦惊，小便不利，谵语，一身尽重，不可转侧者，柴胡加龙骨牡蛎汤主之。而这些症候的重点，则在于烦惊。烦惊包含对事物厌烦、烦恼、易惊、恐惧闷郁及心腹悸动等症。由此病情也可发展为失眠多梦、头目眩晕等病状，严重的甚至产生谵语或癫痫等神志不宁症状。本方对癫痫的疗效，许多医家也做了高度评价。如能治肝胆之惊痰，以治癫痫等情志病必效。

本方组织结构较为错杂，且所组成的药物，各版本中虽有所出入，但以小柴胡汤为组成的基础，却是可以肯定的。小柴胡汤中有半夏、黄芩，也应该包括甘草，甘草入本方有利无害，有古语云去甘草即不成本方。药物应为人参、柴胡、半夏、黄芩、生姜、大枣、甘草、龙骨、牡蛎、桂枝、茯苓、大黄、牡丹皮十二味。本方是由小柴胡汤及龙骨牡蛎汤再加桂枝、甘草等组成，前者既寓有大柴胡之意，后者则概括了桂枝甘草汤、茯苓甘草汤、苓桂甘草汤、桂枝甘草龙骨牡蛎汤、桂枝去芍药加蜀漆牡蛎龙骨救逆汤等数个方剂。

　　小柴胡汤治证数十种，考虑其主要作用不外和解少阳和调达肝胆。本方使用柴胡部分的目的大约有三种，其一是由少阳证病进或由少阳证转化过来的烦惊，谵语或癫痫等症。但这不必局限于误下所造成的后果，而应理解为上述症状的出现是具有少阳证的基础。其二是因这类病人在病理中出现柴胡证的某些症状，如寒热往来、胸胁苦满、心烦喜呕、口苦咽干等等，但见一般便是，不必悉具。其三是这类病人具有柴胡病证的体质因素，如平常郁郁寡欢，喜怒善愁，遇事急躁等肝经失调，肝火上炎的迹象。柴胡汤是本方组成的基础，但方中柴胡部分的分量为柴胡汤的减半，这是医者应注意的事。此外，应注意到本方中包括了柴胡汤全方，又加上大黄一味，从小柴胡汤则无人参。小柴胡汤的治证是偏表虚，而大柴胡汤的治证则偏里偏实。今人参、大黄并用，可见证具表里虚实交杂，临床运用时必须灵活掌握。

　　组成本方的另一个部分，即本方的主要作用，属于桂枝、甘草、龙骨、牡蛎等组成部分。桂枝与甘草、茯苓、生姜、大枣等配伍，善治各种悸动。如出现烦躁、惊狂、起卧不安者，则必须配合龙骨、牡蛎、磁石。这一部分药物组成概括了上述五个方剂的综合作用，即由阳虚引起的各种动悸、烦躁，悸狂及癫痫等病，这也是本方所适应的主要目标。如果这类病的惊悸或癫痫单纯由阳虚而引起而不具柴胡证的迹象，即可弃柴胡部分不用。而在茯苓、甘草注下所说的必下悸，大卒于痛、饮，以及方如加龙骨、牡蛎、磁石、代赭石为妙，此为经验之谈。此外，本方加铅丹，能加强龙骨的制悸镇惊作用，并具除痰之功，但因其性寒有毒，不宜久用也。加大黄能泄热泻实，凡有内实现象，用此以泻下导滞，往往能使惊狂癫痫病起顿挫之势，及行瘀血与桂枝配合能行血逐瘀也。

病因方面，主要属于阳虚饮结，及肝经失调，即恂蒙招尤，目眩耳聋，下实上虚，过在少阳厥阴，症状表现为悸（包括心悸亢进，或心下脐下及胸腹悸动）、惊（包括易惊、恐惧、精神不安），癫痫包括狂躁，神志异常等痫证。

肝火亢进时应加夏枯草、龙骨、龙胆草、牡丹皮等，以清肝经郁热，或加白芍、龟板、龙骨等柔肝治急，大热已挫则大黄少用或不用之。瘀血重时可加醋制大黄，或加桃仁、五灵脂、乌药之类药物。顽痰蓄结时可选加郁金、明矾、白芥子、全蝎、桔梗之属于搜痰药，或重用生铁落、磁石以坠痰镇惊，心烦不安时可选加朱砂、夜交藤、酸枣仁、柏子仁之属安神定志类。

没有柴胡证迹象者，去柴胡部分不用，如不属痰饮内结，则应另行考虑其他方剂，但此类痰结往往无明显迹象可寻，可试用本方二三剂，若服后无任何效果，则应转用其他方法治方。

惊悸不定证则应去大黄、铅丹不用，应施以甘麦大枣汤加枣仁、柏子仁、远志、龙骨、龙齿、磁石、茯神之类药物以柔肝养阴、安定心神，以达到治疗目的。

心脑病中医论

中医在临床治疗中老年人心脑血管病变，要确实理解心、肝、肾、脾经之郁祛邪，软化血脉，消除郁邪，救气、活血化瘀块，对症治疗。有虚则补，有实则泄，温补祛寒结合。古今医案皆云，见心脑血管病，必先除心、肺、脾之郁，郁则气滞，气滞则血瘀，血瘀阻滞不通则经闭，血沉加快，血压升高，烦则鼓暴，暴极则溢为中风之危疾。

人之气血喜温恶寒，人到中老年气血俱虚，体能退行，两腿先老，久寒不热，阴阳失调，正气不足，腠理不摄，心肾不交，气滞血瘀，虚阳上亢，有升没降，升降不宣，烦则心下鼓暴，脉阻而破，可成溢脑，卒倒昏迷，不省人事，为中风偏瘫，半身不遂之五绝症。

心脑血脉的认识，脉乃血脉，气血之先，一旦阻滞，病之即发。中老年人心脑血脉之病变，多由心、肝、脾三经郁邪而发病，心主血，肝藏血，脾统血，血郁三经之归，三经之郁邪，郁而发火，火热伤津，津虚气损，气损血凝聚，血就不自生而成血瘀。阴阳不通，血脉不畅，脑中缺血，头晕目眩，精神欠佳，言语不清，四肢麻木，震颤，嘴唇发绀，心烦失眠。

自烦鼓暴，心烦不眠，头晕目眩，失意，四肢麻木，懒言，短气，神志不宁，嘴唇发绀为心郁。背项强，胁痛，胃气上逆，干渴，眼皮、小便急黄，肝失疏泄，腹满而鼓，为肝郁。腰下跗肿，大便秘结，消化不良，吸收力弱，排泄失常为脾郁。

妇人有年未至七七之期，人以为血枯经闭，实则心、肝、脾郁，人若血枯，安能久延人世，其实非血枯，乃血闭。中老年人阳虚气滞，体寒血瘀，流而则涩，气为血之帅，血随气行，气随血至，气出于肾水，血出于心火，调气必滋肾水，调血必添心火，滋肾重用地黄。气郁必滞，气滞则血瘀，气滞血瘀则闭，血流涩滞而阳不通，病之即发。

血流而不涩，津生而不枯，道路通。治疗中老年人心脂血脉之病变，要对症治疗，必先祛除心、肝、脾三经之郁邪，理直气血，脉浮滞数多郁，脉沉涩缓多滞。把郁邪排祛，才能着手调理气血，郁邪未清绝不用补，一补便滞。中老年人体弱多虚，注意四时、六淫、七情，饮食起居。补正知其虚，可知自血不能骤生，宜补正与祛邪，然而邪之不去补正亦无益，必须祛清三经之郁邪，才补气血，气血畅通，补血必先救气，不急救气而补血，则有形之血不能速生，然而补气而不补血，则血亦不能自生，补血不补火，血而宜凝滞，血亦不能随气而速生，水为寒邪，得阳始生，那是气行血至的道理。

心主血脉，心主神明，神明不明则至十二经危。要使心脑脉络畅通无阻，先温三阳经。三阳经从手走头，头为三阳之会，调经先温三阳，三阳之气走守八脉，通六经，治心脑血脉之病必通阳脉，可配合艾炷灸，直接灸，灸必化脓，脓出即病愈的方法，才能更好地治疗心脑血脉之病变。

三阳经穴位取曲垣、肩外、扶突、曲池五穴，特别扶突穴最适合本病，扶突属大肠经，大肠属血，扶突在人迎后一寸半处。又是在颈椎动脉之上，脑脉经络必经之道，行灸则温，温则祛寒，能行气活血化瘀。温则通，脉不闭血不阻。针刺扶突穴对枕小神经，耳后大神经，副神经，皮神经，颈神经有明显作用，易使脑血脉畅通。西医称为神经，中医称则为血脉，西医称感觉神经，中医则认为有血则觉，无血失觉，经为血，觉则有血。中西医称不同，但其实是一致的，心血管即是心血脉。

治疗此症，用加味益经汤。药用熟地黄、白术、怀山药、牡丹皮、丹参、酸枣仁、当归身、白芍、沙参、杜仲、柴胡、山楂、柏子仁等，本方对中老年病人心、肝、脾郁，以及配合艾炷灸等确有特效。中老年心脑血管病患者，多服益经汤加味，有病治病，无病防病，防衰老，延年益寿，作用非凡。

　　临床可用生地黄 15 克，熟地黄 15 克，柏子仁 15 克，天麻 15 克，石菖蒲 12 克，牡丹皮 15 克，丹参 25 克，当归头 15 克，川芎 15 克，酸枣仁 15 克，柴胡 12 克，茯神 15 克，正磁石 20 克，北五味 15 克。以上方剂，中老年心脑血管患者可连服 5～10 剂，病症即可痊愈。

谈 汗 证

汗证是指人身脏腑内气血失去平衡，营卫失于协调，以致液外泄的一种疾病。

隐约微似汗出，肌肤润泽是脏腑经络交相贯通，营卫调和，腐秽自去，废液自除的正常现象。劳作急行，气候炎热的大汗出，或因饮食辛辣大热之物，以及大惊、大恐的一时汗出，或平素手足心汗出，而无其他疾苦，亦属正常出汗不是病态也。

汗为心之液，由水谷之津液所主，故有汗本于阴出于阳之说。历代医家根据各种汗证的特点，追溯其出汗的原因，在临床上一般以自汗、盗汗、战汗、黄汗、脱汗五种常汗证为主。

自汗者，不问朝夕醒时出汗，不因饮热、天热、劳动过度热能冲击，或外界环境因素的影响，而日夜时时出汗，动则益甚。盗汗者为睡而出汗，醒时即止。古人云盗汗者，谓睡而汗出也，不睡则不出汗也，方其熟睡也，凑凑然出焉，觉则止而不复出矣，非若自汗而自出也。脱汗为病情危重之时，通身大汗淋漓，汗出如珠，伴四肢发冷，反应迟钝，也叫绝汗。战汗多见虚体质外感病中，患者先寒战，尔后出汗，名曰战汗，也是人体正气拒邪外出的表现，正气盛则战后汗出，脉微弱都属于预后不佳，也可转为脱汗病。黄汗汗色发黄而染衣被，故云黄汗之为病，身体发胖，发热时汗出，似渴状，如风水，汗沾衣色，正黄如柏汁。

汗为心之液，由水谷之津液所主，故有汗水发于阴而出于阳之说。自汗乃营卫不和，卫气不固，使津液外泄，或风邪侵袭表虚之人，寒邪入里化热之初，风温暑邪，首先犯肺，腠理开泄而汗。盗汗为阴虚火旺内生，阴津被扰，不能自藏而外泄作汗。

然虚劳之病，或得于大病后，阴气未复，遗热尚留；或得于劳疫，七情色欲之火，衰耗阴精；或得之厚食药味，炽成内热，皆能伤损阴血，衰惫形气，阴气即虚，不能配阳，于是阳气内蒸，外为盗汗。脱汗为阳气或微，久病重病正气耗伤，化源不足则阳气衰弱不去敛阴，汗液妄泄，甚者可能发生亡阳汗脱之变，而脱汗出。黄汗为湿热蕴蒸，其因为饮食不节，或外感温邪，损伤脾胃，脾失健运，湿浊中阻，蕴留化热，湿热蒸于肌表，湿热蕴于肝胆，胆汁随汗外渍肌肤，故汗出色黄为黄汗。战汗为正邪相争，大部分在急性热病中失治误治，或正气素虚病邪久留不去，当正气渐充之时，正欲拒邪外出，常见战栗而后汗出，病邪可解，乃属病邪好转病象。

治疗汗证，应根据虚者补之，实者泻之，热者清之，寒者温之的原则，汗出过多还可用现代医学方法、中医药治疗之。

自汗者，汗出恶风，反复发作，汗出时作时止，动则益甚，或出现大汗、大热、大渴、脉洪大的阳明四大经证。盗汗者，睡中出汗，醒时即止。如阴虚火旺的证候，可见五心烦热，面颊潮红，口渴不欲饮，脉细数等。脱汗者，如急性病或各种危重病人，突然大汗淋漓，汗出如油，精神疲惫，四肢厥冷，脉微欲绝。战汗如急性病中突然全身战栗而后汗出，发热口渴，躁扰不宁。黄汗者，汗出正黄如柏汗，染衣被着色也。

　　自汗，气虚不固，营卫不和，宜疏风和卫，用芪桂汤加减；热蕴于内宜清泄邪热，用白虎汤加减。盗汗者阴虚火旺，治宜滋阴降火，用当归六黄汤加减；心血不足宜补血养阴，用柏子仁汤加减。脱汗宜根据具体情况分别处理，黄汗宜清热利湿、固表和营，用茵陈五苓散加减，或依病情治之。总之自汗、盗汗临床多见，常见于外感和内伤杂病中，重在调理阴阳，脱汗为危重之症，治疗要及时，方能化危为夷。战汗、黄汗临床见之较少。因古人云：心主汗液，汗为津精所化，出汗过多则正气耗伤，易于转化，导致其他汗证的出现。故治疗汗证要抓住病因，分析病情，对症下药，调整机体阴阳，促使阴平阳秘，使病除汗止。

　　自汗者可用炙黄芪 25 克，桂枝 10 克，浮小麦 15 克，大枣 10 克，防风 15 克，白芍 15 克，知母 15 克，炙甘草 15 克，熟附子 15 克，炒荆芥 15 克。日一剂，水煎服。或用麻黄根 15 克，黄芪 25 克，地骨皮 25 克，黄柏 15 克，知母 20 克，牡丹皮 12 克，生地黄 15 克，稻须根 40 克，甘草 10 克，麦冬 15 克。日一剂，水煎服。

谈 疟 疾

疟疾是感染疟邪所引起的一种时行疫病，临床上以寒战、高热、汗出、休作有时为特点。夏秋季为主要发病季节，其他季节也有散在发生，具有传染及流行性。在大流行期间，因其表现为一方长幼相似，故称为疫疟。疟疾在世界各地均有发生和流行，尤其在南方热带、亚热带地区发病较多，因气温高，湿度大，更为多见。

在病因方面，祖国医学最早认识到风邪、暑邪的侵袭与疟疾相关，夫痎疟皆生于风，夏伤于暑秋为痎疟，痎疟即疟疾的总称。同时进一步认识到疟疾的发生，还有一种特殊的外来致病因素，即由疟气、疟邪、天行疠气、山岚瘴气等引起。而且认为若正气不虚，感邪之后，未必发病，故有无虚不成疟之说。因此，正气不足，抗病力减弱，是疟疾发生的重要因素。此外，饮食伤脾，运化失常，痰湿内生，亦可诱发，故还有无食不成疟、无痰不成疟的说法。

疟邪由皮毛侵入人体，伏于半表半里，或横连膜原，或留于少阳。疟邪出于营卫之间，邪正相争，使脏腑阴阳失调而发病；疟邪舍于营内，内薄脏腑，与阴阳相争，则恶寒战栗；疟邪出表，与阳相争，则全身壮热。疟邪伏藏于半表半里，入而与阴相争则寒，出而与阳相争则热，疟疾发作时间及其临床表现，与人体的阴阳盛衰相关。正气盛，感邪浅，营卫不失常度，疟邪每日与营卫相搏一次，则一日一发；疟邪较深，其行迟，不能与卫气俱行，必待二三日疟邪始与营卫相搏，则二三日一发。正盛邪衰，则发作提前，邪盛正虚，则发作退后。阳气旺者，发作时则热多寒少，阴气盛者，发作时则寒多热少。疟久不愈，耗伤气血，正虚邪恋，则遇劳即发。疟疾如反复发作，邪实正虚，疟邪深伏经遂，使气血瘀阻，痰水结聚，盛为痞块，藏于腹胁，作胀且痛，即为疟母。总之疟疾的形成，为内有正虚，外有所感，交相为病。

在辨证方面，首先要辨别真疟与似疟。疟疾寒热发作，休作有时，具有明显的周期性和间歇性。疟疾的典型症状为疟之始发也，先起于毫毛，伸欠乃作（发作前期），寒栗鼓颔，腰脊俱痛（恶寒期），寒去则内外皆热，头痛如破，渴欲冷饮（发热期）。伤寒、虚劳、外科疮毒等，虽可表现寒热如疟，但寒热发无期，故与疟疾不同，寒热发作有老疟，无期者诸病也。同时，要辨证邪正盛衰，一般初病多为邪实正盛，久病常为正虚邪恋；发作提前，为正盛邪衰；发作退后，为邪盛正虚；热多寒少，为阳盛表现；寒多热少，为阴寒内盛。其次，要注意辨别挟风、挟湿、挟痰的不同。

在治疗方面，包括祛邪截疟和扶正治本两个方面。疟疾初发，正盛邪实，当祛邪截疟为主；久病、体衰等，多正虚邪实，当扶正祛邪，不可单独截疟祛邪。发病时可见往来寒热，休作有时，或一日或二日或三日一发。发作时，初则皮肤栗起，哈欠乏力，寒栗鼓颔，重被不温；继则寒栗停止，头剧痛，全身大热，面赤唇红，烦渴引饮；最后全身汗出，脉静身冰，苔白或黄，脉弦。

疟邪与营卫相并，正邪相争，故往来寒热，休作有时；邪与正争，阳气被遏，不能伸展，故皮肤栗起，哈欠乏力，寒战鼓颔，重被不温；遏郁之阳气外达，上冲头目，故全身大热，头剧痛，面赤唇红，烦渴引饮；疟邪退伏，郁遏之阳随汗外泄，故全身汗出，脉静身凉，而暂时休止；邪未化热则苔白，已化热则苔黄，疟脉自弦，如弦紧则主寒盛，弦数则主热盛。治疗原则为祛邪截疟，和解表里，方药用柴胡截疟饮加减。防风 15 克，柴胡 15 克，草果 15 克，荆芥 12 克，大枣 6 个，青蒿 15 克，生姜 3 片，苍术 20 克，陈皮 8 克，茯苓 15 克，常山 12 克，天花粉 15 克，葛根 15 克。可连服 3 剂，病除，但要看病情加减。若苔白腻，渴喜热饮者，去党参、大枣、甘草、草果、苍术；若呕吐痰涎者，加茯苓、陈皮、常山；若苔黄、脉数者，去生姜、大枣，加石膏、天花粉；若小便短赤者加滑石、茵陈、苍术、白术。

　　瘴疟热证时可见热多寒少，或壮热不寒，面目尽赤，烦渴饮冷，头痛剧烈，胸闷呕吐，骨节烦疼，小便短赤，甚则神昏谵语，舌质红绛、苔干黄、脉洪数。治疗原则为清热解毒截疟，方药用清瘴汤加减。瘴气疟邪，深伏于内，阴精耗伤，邪热独炽，故热多寒少，或壮热不寒，骨节烦疼；热毒上冲，胃气上逆，故胸闷呕吐，头痛、面目尽赤；热壅于内，胃津耗损，故烦渴饮冷；热聚膀胱，则小便短赤；热陷营卫，上扰心神，则舌质绛，神昏谵语；舌苔干黄，脉洪数，均为热毒炽盛的征象。

　　寒证时可见寒多热微，或但寒不热，恶寒战栗，四肢不温，或呕吐腹泻，不得宣达，甚则神昏不语，舌苔白腻，脉弦迟。治疗原则为温阳豁痰，截疟，方药用柴胡桂姜汤加常山草果槟榔方加减，现代研究青蒿对疟疾的治疗也有良好的疗效。平素阳虚湿盛，复感疟邪瘴气，使气机壅滞，阳气被阻不得宣达，故寒多热微或但寒无热，四肢不温；胃寒气逆则吐；神昏不语，脉迟，皆系湿邪内滞，浊痰闭阻之象。

　　久疟气虚时可见遇劳则发，寒热时作，倦怠食少，气短懒言，时作自汗，面色苍白，舌淡、苔薄少、脉细弱。治疗原则为扶正祛邪，调理脾胃，方药用四兽饮加补血提气药。若气血俱虚者，加黄芪、当归、川芎、何首乌、白芍；左胁下有痞块者，加鳖甲。疟久不止，正虚邪恋，故遇劳则发；寒热时作，脾胃气虚，故倦怠食少，气短懒言，时作自汗；面色苍白，舌淡，苔薄少，脉细弱，均为气血虚弱之表现。

阴虚之疟久不止，可见形体消瘦，夜热早凉，汗出口渴，舌红少苔，脉弦数。治疗原则为滋阴生津，清热透邪，方药用青蒿鳖甲汤加常山草果散。若肝血不足者，加何首乌；胁下有痞结者，加郁金、桃仁、牡蛎；热盛肝肾伤者，加玄参、何首乌、山萸肉、柴胡等。疟久不愈，邪陷阴分，耗伤阴血，故形体瘦削，夜热早凉；汗出伤津，故口渴；舌红少苔，脉弦数，为阴虚内热之象。

疟母者可见疟久不愈，或反复发作，胁下结成痞块，或胀或痛，扪之有形，脘闷不舒，面色萎黄，形体消瘦，舌暗无华，脉弦细。治疗原则为活血软坚，扶正祛邪。方药用鳖甲煎加柴胡常山草果饮。若体弱血虚，加黄芪、白芍、何首乌、熟地黄、白术，可扶正顾本归元。疟久不愈，邪实正虚，邪深伏经遂，使气血瘀阻，逐渐形成有形之痞，故或胀或痛，脘闷不舒；久疟正虚，故面色萎黄，形体消瘦；舌暗是血液瘀阻的表现，脉弦细是疟久血虚之象。

论治肾炎

肾是中医学脏象学说中的一个极其重要部分，肾居下焦，左右各一。足少阴肾经属肾络膀胱，故肾与膀胱相表里，肾和膀胱生理关系密切。肾脏先后天的精气，即元阴元阳，是人体生长、发育和生殖的来源，为脏腑功能及生命活动的根本。肾主骨、生髓，有充脑开通耳窍，坚固牙齿的作用。肾司开阖而主水，司前后二阴而主二便的排泄，调节体液和阴阳的平衡。肾与其他脏腑关系密切，肾主纳气，气根于肾而归于肺，故有助于肺的吸气和肃降作用。肾水上济于心，心火既济，则阴阳平衡。肾为先天之本，脾为后天之本，脾气的健运，有赖于肾阳的温煦，而肾气的充足，又需脾胃的补养。肝肾同居下焦，肝木需赖肾水滋生，肾精充足，则肝阴亦得到涵养。膀胱上蓄津液，化气行水，但膀胱的气化，需肾气的蒸腾。总之，在生理状况下，肾气充实，肾功能健旺，则耳聪眼明，毛发密茂，骨坚齿固，二便通调。心肾相交，精关自守，内气自如，气化水行也。

肾藏精，包括先天之精和后天之精，先天之精是禀受于父母，构成胚胎的原始物质，是生长发育的先天之本。两神相搏，合而成形，常先身生，是谓精，同时也是指人体本身繁衍后代的生殖之精。后天之精是有生命之后，汲取食物营养，物质化生的精微物质——精气，滋养全身脏腑组织器官，维持生命活动生长发育。人的生长发育或衰老，主要是肾精的盛衰来决定。

急慢性肾炎是临床上常见的疾病，以水肿、血尿、蛋白尿、高血压以及不同程度的肾功能减退等为临床表现，属中医水肿、虚劳、血尿等范畴之疾病。

肾是五脏之首，肾为水火之脏，故曰肾为先天之本。肾主纳气，气根于肾而归于肺，故有助于肺的吸气和肃降；肾水上济于心，心火下交于肾，水火既济，则阴阳平衡；肾为先天之本，脾为后天之本，脾气的健运，有赖于肾的温煦，而肾气的充足，又需脾胃的补养。肝肾同居下焦，肝木需赖肾水滋生，肾精充足则肝阴亦得涵养。肾阴虚者，宜寒或甘润，填补精髓，滋阴降火。肾阳虚者宜甘温壮阳，温补肾气，固纳摄精，温阳行水。但阴阳互根，故温阳之中常兼滋阴，益阴之内而佐助阳，以求阴阳平衡。肾气虚弱者，不但抵抗力差，而且还容易诱发一些其他疾病，正所谓正气存内邪不可干，正气一虚，邪气乘虚而入。如果心脾受损，恐惧伤肾，抑郁伤肝，温热下注而致肾阳虚弱，精气外泄，使宗筋失养，驰纵所致亏损，元阳虚衰，五脏之精华不能上荣，阻碍肾功能的发育健全，故引发肾脏疾病，如水肿、血尿、蛋白尿、高血压以及不同程度的肾功能衰退等为临床表现，属中医水肿、虚劳、血尿等范畴。

　　中医认为肾病的发病原因亦不外乎三因学说之范畴，外因即以风寒湿热为主，疮疹之毒致病，如肤胀者寒气客于皮肤之间。肿之生也，皆由风邪、寒热毒气客于经络，使血涩不通，壅结成肿也。内因乃多由七情太过，影响脏腑功能，使气血津液运行失常而致病，正如七情郁结，气道壅隔，上不得降，下不得升，身肿大。不内外因乃多与饮食不节，劳逸失常，妊娠、房劳有关。古曰内因善怒忧愁，外因风寒暑湿，不内外因为饮食劳逸，背于常经，此可谓本病之概括。

　　内因与外因并不是孤立存在的，而具备互为因果的关系。本病的发生一是取决于外因的强弱，二是取决于人体的抗病能力。正气存内，邪不可干，邪之所凑，其气必虚，这也是前人对内外因辩证关系的科学总结。

　　本病辨证是要落实在脏腑上，特别是肺、脾、肾三脏，是本病辨之根本。肺居上焦，主一身之气，主肃降，通调水道，下输膀胱。主气是指肺脏的宣发作用，只有肺气的宣通，水液才能正常的输布，内至脏腑，外到皮毛，反之水液停聚而成水肿。主肃降即是指通过肺脏的清肃下降，通调水道功能，把水液下输致膀胱，排出体外，故云肺为水之上源，此之谓也。肺为娇脏，外合皮毛，所以风寒外袭，最初伤肺，肺脏功能受制，外不能把水液宣发致肌表，下不能把水液输于膀胱，风遏水阻，溢于肌肤而成水肿。

　　脾居中焦，为土脏，主运化。一是运化水谷精微至全身，二是运化水湿。只有脾脏运化功能正常，才能使肌体既受到津液之濡润，又不抑制水液过度潴留。脾虚又不能制水，故水液盈溢，渗于皮肤，流遍四肢，所以通身肿也。水肿因脾虚，不能制水，于是三焦停滞，经络壅塞，水渗于皮肤，注于肌肤而发水肿矣。脾为阴脏，体阴用阳，喜燥而恶湿，故寒湿之邪最易困脾。脾被湿困，失于运化更致水湿内停，横溢泛滥，溢于肌表，而成水肿。忧思过度，饮食不节，劳逸失常，均易伤于脾阳，降低脾阳之气化功能，水液失于蒸化，泛滥肌肤，遂成水肿。

　　肾脏主水，居于下焦，内藏真阳。肾阳是人体机能活动的原动力，是各脏腑气化的源泉。肾主开阖，司二便，直接参与水液的排泄。肾脏功能发生障碍，就要发生水肿。如肾者胃之关也，关门不利，故聚水而从其类也。

　　肺、脾、肾三脏之间的生理病理关系，也就是水液代谢方面的关系，三脏功能密切配合，而完成水液的输布代谢。三脏之中任何一脏功能失常，即可引起水液停留，并且可以影响其他二脏。如肺气过耗，可引起脾气虚，脾虚日久，损及脾阳，常可引起脾肾阳虚，致肾的气化功能下降，水液得不到脾肾之阳温化蒸腾，而发为阳水。而肺脏功能的发挥，则需要脾脏的升清作用，把水谷清阳之气上升于肺，肺气充沛，才能发挥其宣发肃降功能。反之若脾气虚弱，运化无力，不能把水谷精微上输于肺，使肺气不足，宣降功能降低，水液上不能宣发于皮毛，下不能输于膀胱，积聚为患，而为水肿。所以说在肾炎的辨证中，肺、脾、肾三脏是关键，治疗上也应从这三个方面辨证施治。三焦者，为决渎之官，水道出焉。这一名言概括了三焦在水液代谢方面的重要性。三焦有腐熟水谷，通调水道之功能，上焦能敷布全身之卫阳，中焦可转输水谷精微，下焦有泌别清浊之职，清者回收利用，浊者排出身外。古语有云上焦如雾，中焦如沤，下焦如渎，此可谓言简意赅。水液代谢都要通过三焦水道的通调来完成，任何原因引起的三焦水道闭塞，就会引发水肿。

　　总而言之，肾炎的发生，都与脏腑气血，阴阳虚衰，三焦气化功能失调密切相关。所以，在辨证方面既要找出脏腑、气血、阴阳失调原因，又要分清病程的阶段。要做到这一点，就必须采取辨证施治的办法，用现代医学和传统医学相结合的手段来寻求内在的质变化规律，从而不断提高辨证和辨病治疗慢性肾炎的方法。

　　对于肾炎水肿的治疗，早有平治于权衡，开鬼门洁净府、去菀陈莝之说。所谓开鬼门是指发汗，洁净腑是指利小便，去菀陈莝是指荡涤肠胃，使积水从大便排出。更有腰以下肿，当利小便，腰以上肿，当发汗的治疗原则。在发汗、利小便，攻下逐水的基础上，又增加健脾、补肾、温肾等治法。亦有云水肿因脾虚不能制水，宜补脾祛湿、利小便，切不可下之说，这是经验之谈。对治疗某些难治的慢性肾炎，有医家认为久病不愈，非痰则瘀，水能病血，血能病水。古医云久病入络为瘀，这就为治疗慢性肾炎开辟了血分治疗的新途径。

　　慢性肾炎的治疗应根据正邪虚实、标本缓急以及脏腑病理而进行辨证论治。一般来说，有明显水肿者，应先消肿。消肿之法也应因证而异，急性水肿或复发感染兼有表证者，宜宣肺利尿；因脾肾虚损而致水肿者，宜健脾利水或温肾利水等。水肿消退之后按正气虚损的情况，气血阴阳之不足，选用健脾益肾、益气温阳、滋阴养血祛瘀等扶正培本之法使肌体趋于康复。但此时水肿虽不明显，仍应注意驱邪，以免发生水肿。至于肾功能衰竭，发生尿毒症时，正气已衰邪气愈盛，水湿内生，并可化热、生瘀而成疾，动风诸证的发生，治疗时更须正邪兼顾，而不致病成凶候。临床上多用三种治疗方案。首先为宣肺利水健脾法。方药可选越婢汤合五皮饮、五苓散。其次是温脾利水、行气补血法。方药可用实脾饮、五苓散、防己黄芪合大橘皮汤。再来是助阴健脾、利水祛湿壮阳法，方药可用益肾汤、肾炎汤、香砂六君子汤、补中益气汤。

　　患者王某某，肚腹肿大如铜鼓，足、面浮肿，小便极少或不通。方药可选用丹参 25 克，猪苓 20 克，泽泻 15 克，车前子 15 克，海金沙 15 克，枳实 15 克，薏苡仁 20 克，大腹皮 20 克，陈皮 8 克，当归身 5 克，鳖甲

20克，柴胡15克，苍术20克，白术20克，生地黄20克，茯苓皮20克，莲子20克。可连服数剂。患者病程中期肚、足还有肿胀，体弱正气不足者，可用猪苓20克，泽泻15克，丹参20克，苍术20克，薏苡仁20克，白茯苓20克，醋炒鳖甲20克，当归身15克，生黄芪20克，车前子15克，生地黄20克，莲子15克，熟附子15克，防己15克，麦冬15克。日一剂，水煎服。患者病情后期，肿气微小，体质弱，脾胃差，方药可选用丹参20克，苍术20克，白术20克，茯苓15克，白芍15克，当归身15克，薏苡仁20克，枳实20克，炙甘草15克，熟地黄15克，柴胡15克，枸杞子15克，麦冬15克，生党参15克，黄芪20克，莲子15克。日一剂，水煎服。

心 悸 说

　　心脏为人体内重要而精细的器官，它朝夕不停地跳动，一天之内振动十万次以上，主司全身血液循环，传递营养及输送气血到全身各部，为循环系统的动力中心。

　　心脏病即是心律失常，属于中医的心悸、怔忡、心肌阻塞等范围。心悸者，惊悸也，乃心中惕惕然，动摇不定，发作无定时。心悸若延久不治疗则进展为怔忡，前者是指心悸因受惊而发病，后者与受惊无关，病情轻重不一。古云心藏神而生血，心主血而藏神。盖心静则神藏，若心气伤不能生血而血少，则心易动，而作怔忡、惊悸、心神不得安也。

　　至于心脏病的自觉症状，除了心跳、心痛、胸闷、气短、心脏有如被握住样的压迫感，呼吸困难，同时还会兼有焦虑不安、恐怖、心神不宁，多梦、惊悸，食欲不振，心悸胀滞不适感，四肢无力，手足多汗，面色苍白，头痛、头晕、记忆力减退、心烦心跳，不眠容易疲劳，精神恍惚等精神神经的症状，此病多发生于自律神经失调，体质素虚的病人最为多见。

　　心居胸中，有心包护卫其外，是脏腑中最重要的器官。其经脉下络小肠，与小肠互为表里，开窍于舌。它的主要生理功能是主血脉、藏神志，以主宰全身，为人体生命活动的中心，为精神意识思维活动的中枢。

心悸是病人自觉心跳异常，心动不安的一种病证。心悸一证早有记载，如胃之大络，名曰虚里，出于左乳下，其动应衣，宗气泄也之说。还有心中悸、心动悸等记述。历代医家续用阐述，依据发病情况、轻重程度的不同，将心悸分惊悸和怔忡两大类。认为二者的发生均有内虚的因素，但惊悸多因受惊而发，发作时间短暂，病情较轻，怔忡则与受惊关系不大，经常心悸，胸闷不舒，稍劳即重，心悸不止，病情较重，又惊悸日久亦可发展成为怔忡，故二者皆属心悸范围。

现代医学的各种心脏病所引起的心律失常及自主神经系统的功能紊乱等所致的心悸，可参考辨证施治。本病的发生常与体质虚弱、精神刺激、过度劳累、外邪入侵等因素有关，其形成多由心气不足、心阳不振、心血亏损、阴虚火旺、气阴两虚、瘀血阻滞、痰火扰心等所致，病变部位主要在心，但与肝、肾、脾等脏亦有密切关系。

心脾不足者可见劳倦，思虑过度，心脾受伤，久病伤脾，化源衰少，或久患血证，失血过多，均致心神失养，心悸不安。

痰火扰心者可见于平素痰热内蕴之体，复因郁怒，肝失条达，脾胃运化失司，水谷之精微聚而为痰，肝气郁而化火，痰火上扰于心，亦成心悸不安。

阴虚火旺者可见素体血虚，或失血过多，或久病失调，阴血不足，阴虚之人或外邪入里，郁久化热，伤及心阴，心失所养，均可导致阴虚火旺，心悸不安。

阳虚水停时可见于心气不足之人，或久病阳虚，不能温养心脉，心阳不振，则心无所主，或脾肾阳虚，不能温化水湿，停而为饮，饮邪凌心，则发生心悸，故曰其气虚者，由阳气虚弱，心下空虚，内动而为悸也，其停饮者，由水停心下，心主火而恶水，水既内停，心身不安，则为惊悸。

瘀血阻滞者可见风寒湿邪入侵，抟于血脉，日久不愈，内舍于心，使心脉闭阻，心气被抑，气滞脉闭，心血瘀阻而致心悸。

心悸的辨证，应注意辨别虚实，一般以虚证为主，实证较少。但常因内虚而复加外因诱发，出现虚实并见之证，治疗一般多以补虚为主，祛邪为辅。虚实兼夹者当分清主次缓急，予以辨治，切忌虚虚实实之弊。虚证以益气、养血、滋阴、温阳为主，并可酌加宁心安神之品。实证则用清火、化痰、行瘀等法。心悸脉象变化多无定体，若脉见散乱无根，多属预后不良。若心悸日久，发生水肿、喘息、心痛等证，其治疗应参阅有关章节。此外，无论是心悸暴发，或是心阳欲脱的危证，都需中西医结合积极治疗。

心脾不足时心悸不安，面色不华，头晕，倦怠无力，口唇淡白，舌质淡，苔薄少，脉细弱。心主血脉，脾为气血生化之源，血虚不能养心，则心悸；不能上荣于面，故面色不华，唇口淡白；不能上荣于脑，故头晕；血虚气亦不足，故神气困顿，倦怠无力；舌乃心之苗，心血不足，故舌质淡，脉见细弱。治疗原则为益气补血，养心安神，方药可用归脾汤加减。失眠较甚者，加五味子、山萸肉、合欢花、夜交藤；若心悸甚者加柏子仁、酸枣仁、磁石、朱砂、麦冬等。

阴虚火旺时可见心悸不宁、胸中烦热、头晕、目眩、颧红、耳鸣、少寐、多梦、舌质黄红、少苔、脉细数，此病属肾阴不足，水不济火，以致心火内动，扰动心神，故心悸而烦，少寐多梦；阴虚于下，阳亢于上，则眩晕、耳鸣、颧红；舌质红、脉细数，为阴虚火旺的征象。治疗原则为滋阴降火，补心安神，方药可用天王补心丹或朱砂安神汤加减。若心悸甚者加磁石、龙齿、柏子仁；若五心烦热、遗精腰酸者，用朱砂安神丸合六味地黄丸共服之。

心气不匀时可见心动悸，虚羸少气，舌光少苔，或质干而萎，脉结或代。此病气血不足，心阳不振，故见心中动悸不宁，气虚血少，虚羸少气；舌光少苔，或质干而萎，为气阴不足的证候。脉结或代为里虚，阴阳气血不调的征象。治疗原则为益气滋阴，补血复脉，方药可用炙甘草茯苓汤加减。若证见倦怠无力，失眠多梦，心烦食少，肢冷形寒，属气阴两虚者，用养心汤；若面赤，手足心热，口干舌燥，有虚火者，前方去生姜、桂枝、大枣，加白芍、五味子、酸枣仁、茯苓。

痰火扰心时可见心悸不安，易惊，胸中烦躁，头晕失眠，痰多，口苦，舌苔黄腻，脉滑数。此病多因痰热内蕴，胃失和降，痰火上扰，而致心悸不安。痰火内郁，则胸闷烦躁；痰火上扰，则头晕；胃失和降，胆火亦随之上逆，故见口干苦，失眠；舌苔黄腻、脉象滑数，为内有痰热的征象。治疗原则为清热豁痰，宁心安神，方药可用黄连温胆汤加味。若痰多者，加胆南星、南杏仁；热盛者，加山栀子、黄芩；心悸盛者，加朱砂、黄柏、知母、茯神、枣仁、柏子仁；若火郁伤阴，见舌质红少津，脉细数者去枳实、半夏、陈皮，加生地黄、石斛、麦门冬、莲子心等。

心血瘀阻时可见心悸、气短、胸闷或心胸疼痛，舌质紫黯，或有瘀点，脉涩或结代，此病属瘀血阻滞心络。心血运行不畅，则心悸；血瘀气滞不行，心气为之闭阻，不得宣通，故气短；血瘀气滞，心脉挛急，故心胸疼痛；舌为心苗，血气瘀滞，故舌质紫黯或有瘀点；血行不畅，故脉涩；心气不匀，则脉见结代。治疗原则为活血化瘀，方药可选用血府逐瘀汤加减。若瘀血阻滞较甚者，去柴胡、牛膝、生地黄，加丹参、郁金；若夹痰浊，胸闷显著，舌苔腻者，加瓜蒌、枳实、半夏；若兼气血不足或心阴心阳亏虚者，又当与养血温阳、益气滋阴等药物合用。

　　心阳不振时可见心悸、气短、头晕、神疲、胸脘痞满、畏寒肢冷、舌淡苔白、脉沉缓。如兼肾阳虚水饮上逆者，则见小便不利，渴不欲饮。此病心阳不振，水气凌心，故心悸气短；清阳不升，则头晕神疲；胸中阳气不布，内则胸痞满闷，外则肢冷形寒；脉沉缓为心阳鼓动无力的征象；肾阳虚，膀胱气化失司，故小便短少；津液不得输布，故见口渴；水饮内停，则不欲饮；舌淡苔白，亦为水饮内停的征象。治疗原则当为温通心阳，益气行水。方药可选用苓桂术甘汤加减。若水饮上泛，见恶心呕吐而不渴者，可与真武汤合用；如果面白少气，惕惕而动，短气乏力，肢冷汗出者，加人参、附子、龙骨、牡蛎、茯神。

　　心悸病总方可用柏子仁 15 克，麦冬 15 克，天冬 15克，桔梗 15 克，瓜蒌仁 15 克，茯苓 15 克，酸枣仁 15克，山萸肉 15 克，磁石 15 克，牡丹皮 15 克，丹参 15克，大枣 15 克，知母 15 克。每日一剂，水煎服。

谈肾与遗精

肾是中医学脏象学说中的一个极其重要部分，肾居下焦左右各一。足少阴肾经属肾络膀胱，故肾与膀胱相表里，肾和膀胱生理关系密切。肾藏先后天的精气，即元阴元阳，是人体生长、发育和生殖的来源，为脏腑功能、生命活动的根本。肾主骨生髓，有充脑等开通耳窍，坚固骨齿的作用。肾司开阖而主水，肾司前后二阴而主二便的排泄，调布体液和阴阳的平衡。肾与其他脏腑关系密切，肾主纳气，气根于肾，而归于肺，故有助于肺的吸气和肃降，肾水上济于心，心火下交于肾，水火既济，则阴阳平衡。肾为先天之本，脾为后天之本，脾气的健运，有赖于肾阳的温煦，而肾气的充足，又需脾胃的补养。肝肾同居下焦，肝木需赖肾水滋生，肾精充足，则肝阴亦得涵养。膀胱上蓄津液，化气行水，但膀胱的气化，取决于肾气的蒸腾。总之，在生理状况下，肾气充实，功能健旺，则耳聪眼明，毛发密茂，骨坚齿固，二便协调，心肾相交，精关自守，内气自如，气化水行也。

肾脏中先天的精气，即元阴元阳，是人体生长发育和生殖的来源，为脏腑功能和生命活动的根本。

遗精是指不因性生活而精液遗泄的病证而言，其有梦而遗精的，名为梦遗；无梦而遗精，甚至精液自出的，名为滑精。梦遗和滑精在证候上有轻重之别，但发病原因基本一致。成年男子，半月左右遗精一次，不出现明显症状者，属生理现象正常。若三五天遗精一次，或更频繁，甚或白天夜晚精液自滑，并有头晕、精神欠佳、腰酸腿软症状者，则需及时治疗。现代医学认为，病理性遗精，多属于精神神经功能失调所致，也可导致更严重的疾病。

本病的发生，多与心神妄动，劳神过度，思恋过多，房事不节，体质衰弱，湿热下注等因素有关，其形成总不外肾不藏精，阴精失宗，而精液外泄。

心神不宁者多因心神妄动，用心过度，致心火亢旺，下扰精室，使阴精失宗，而发生遗精。

肾虚不固者多因损伤过早，恣情纵欲，素体质弱，或久病，体质虚易致肾精不藏，而生此病。肾阴不足，相火偏旺盛，扰动精室，封藏失职，可致遗精，若肾阳虚者，则精关不固，而精液自滑遗。

下焦湿热者多因素嗜醇酒厚味，易生湿热，湿热下注，精室被扰，更可发生遗精。

肝郁气滞者多因精神抑郁，情志不畅，致肝气郁结，条达疏泄之功能失常，或肝郁化火，相火偏亢，引起肾精不藏。

遗精不论有梦无梦，均以精液外泄为主症，轻者每周一次以上，重者每夜或稍有触动，即精液自泄。日久体虚，常伴有头昏，心悸耳鸣，身倦多汗，以致形体消瘦，面色黧黑，精神萎靡，甚至出现阳痿早泄等症。对遗精一证要结合病人的健康情况，发病新久，以及脉证诊断，才能做出正确的诊治。有梦为心病，无梦为肾病，虽未能全面为证，但从大多数病人来说，梦遗以阴虚火旺者多见，滑精以肾虚不固者居多。值得注意的是热象和虚象，纯虚而无热象者，多为肾虚不固者；有虚象而兼热象者，多为阴虚火旺；纯热无虚象者，多属君火妄动；热而兼湿者，多属湿热下扰。在治疗上常用宁心安神、补肾滋阴、温补固涩、提气、清化湿热等治法对症施治之。

心神不宁时可见心动神摇，少寐心烦，多于梦中遗精，舌尖红，舌苔薄白，脉数有力。此乃心火妄动，心绪不宁，故心烦少寐；心神妄动，下扰精室，则生梦遗；舌尖红，脉数有力，为心火独亢的征象。治疗原则为清心安神、降火、益气养心，方药可选用黄连清心饮加上清莲心散加减。药用黄连15克，黄柏15克，知母15克，莲子15克，龙骨25克，牡蛎20克，益智仁15克，金樱子15克，生地黄15克，茯神15克，柏子仁15克，麦冬15克，炙远志15克，锁阳15克。若日久不愈，可加重益智仁、龙骨、牡蛎、莲子心、金樱子、锁阳等药的用量。

阴虚火旺时可见多梦，梦中遗精，睡眠不宁，头晕、心悸、神疲乏力，小便黄少而热，舌质红少苔，脉细数。此证因心火亢盛，心阴亏耗，神不守舍，故睡眠不宁而多梦；心火旺则相火亦旺，扰动精室，肾失闭藏，故遗精；火热耗伤心营，心营不足，故心悸、头晕、体倦、乏力；心移热于小肠，故小便黄少而热；心阴不足，则舌质红少苔，脉细数。治疗原则为滋阴清火，养心固精，方药可用三才封髓丹，亦可合知柏地黄丸加黄连清心散。药用黄连 15 克，知母 15 克，黄柏 15 克，麦冬 20 克，柏子仁 15 克，茯苓 15 克，金樱子 15 克，炙远志 15 克，山萸肉 20 克，莲子心 15 克，炙龙骨 20 克，牡蛎 20 克，锁阳 20 克，五味子 15 克。每日一剂，水煎服。若心火旺，心悸加重黄连、黄柏、莲子心、柏子仁等药的药量。

湿热下注时可见遗精频作，面色暗黄，口苦心烦，小便热赤，舌质红，舌苔黄腻，脉濡数。此证因湿热下注，热扰精室，则遗精频作；湿热下注膀胱，则小便热赤；湿热蕴蒸，则面色暗黄；口苦，心烦，舌红苔黄腻，脉濡数，均为湿热之征象。方用草薢分清饮，亦可酌选龙胆泻肝汤加上黄连清心饮。药用黄连 15 克，黄柏 15 克，知母 20 克，滑石 20 克，莲子心 15 克，茯苓 15 克，泽泻 15 克，牡蛎 20 克，炙龙骨 20 克，炙远志 15 克，麦冬 20 克，白芍 15 克。若遗精频作，加重黄连、滑石、莲子心、黄柏、泽泻之药量，再加上山萸肉。

　　肝郁气滞时可见遗精，腰酸，精神抑郁，胸间胁痛，腹胀嗳气，不思饮食，舌苔薄腻，脉弦。此证多因情志所伤，肝失条达，故精神抑郁；足厥阴肝之经脉循小腹挟胃，布于胁肋，肝气郁滞，故见胸闷、胁痛、腹胀；气滞则胃失和降，故嗳气，不思饮食；舌苔薄腻，脉弦，为肝胃不和的征象；肝气郁结，条达疏泄之能失常，以及气郁化火，相火偏亢，肾精不藏，故腰酸遗精。治疗原则为疏肝理气，方药可选用逍遥散加六味地黄散加减。药用山萸肉 15 克，知母 15 克，牡丹皮 15 克，黄芪 20 克，生地黄 20 克，生党参 15 克，白芍 15 克，金樱子 15 克，黄柏 15 克，麦冬 15 克，桑螵蛸 15 克，磁石 20 克，山药 15 克。若气郁化火者，牡丹皮加量、加用山栀子，以清泄肝热；脾虚者，加重党参、黄芪、山药之药量，以补气健脾；阴血不足者，加重生地黄用量，或加熟地黄，以养阴血；气滞腹痛者，加白术、香附、青皮、乌药等行气止痛药。

　　肾虚不固精时可见滑精频作，精神萎靡，面色㿠白，大便不实，食少，畏寒，舌质淡，舌苔白，脉沉弱。此证乃遗精久不愈，阴精内损，阴损及阳，肾气不足，则精关不固，而遗精频作；肾气虚衰，精血不能相生，气血不足，故面色㿠白，精神萎靡；脉沉弱，舌淡苔白乃肾虚不固之征；真阳不足，则畏寒；命门火衰，不能温煦脾胃，故饮食少进，大便不实。治疗原则为温补肾阳、涩精止遗、滋阴养血，方药可选金锁固精丸加鱼鳔胶、归脾补肾饮。药用菟丝子30克，金樱子15克，枳实20克，桑螵蛸20克，山萸肉15克，熟地黄15克，知母15克，白芍15克，锁阳15克，黄芪25克，炙党参15克，黄精20克，牡丹皮12克。若肾阳衰惫，证见畏寒肢冷，腰酸膝软，可用右归丸补之。

谈心肾不交与失眠

失眠症，多属心脏衰弱，肾亏多病，阴虚体弱，精血及肾阴不足。水不济火，心火亢盛，造成神志不宁，引发心悸，心痛，胸闷，气短，呼吸困难，焦虑不安，恐怖，惊悸，多梦，四肢乏力，手足多汗，面色苍白，头痛头晕，食欲不振。心烦心躁而引起失眠症。

失眠是以经常不得入睡为特征的一种疾病。古曰不寐，不得眠也。其临床表现不一，有难以入睡，有睡而易醒，有时睡时醒，甚至彻夜不能入眠等。顽固者，往往伴有头晕、头痛、健忘、怔忡等症。

发生失眠的病因很多，如思虑劳倦，致心脾亏虚；或心虚胆怯，阴虚火旺，致心肾不交；或肝阳上亢，湿痰壅阻，胃中不和等，均可导致心神不宁而失眠。它的形成是由气血亏虚，脏腑功能失调，致阳不交阴或邪气扰乱。

劳倦伤心脾时可见心血伤，伤则阴血暗耗，不能养神；脾伤则无以生化精微，以致血虚不能上奉于心，均使心神不安，夜不能寐或忽睡忽醒；若思虑忧郁，日久及诸脏，精血内耗，彼此影响，每形成顽固性的失眠证。

心虚胆怯之人，每每易于惊恐，惊则神摇，恐则气下，以致心神不宁而不眠，或暴受惊骇，情绪紧张，终目惕惕，亦可致心虚胆怯而失眠也。

心肾不交时可见于素体阴虚，或久病精血衰弱之人，肾阴不足，水不济火，心火亢盛，而致神志不宁，或肝肾阴亏，相火易动，或五志过激，心火内炽，不能下交于肾，均致心肾不交而失眠也。

邪气扰神者为素有湿痰之人，脾胃升降之机受阻，痰涎上逆，或胃中素有蕴热痰浊，上扰心神，均可致本病也。此外，亦可因饮食失节，肠胃受伤，宿食停滞或积为痰热，壅遏中焦，致使胃气不和，而发生坐卧不宁，难于入眠也。

失眠有虚证和实证，有邪者多热，去其邪则神自安也；无邪者皆虚，应审其虚实之所在而调治之。实证多因食滞痰浊，壅遏胃腑，治宜消积化痰以和中。虚证多因气阴不足，治宜补气益阴，以扶正也。

心脾血亏时可见多梦易醒，甚至彻夜不眠，心悸健忘，面色少华，舌淡苔薄，脉细弱。此证多因心脾亏损，血虚不能养心，以致心神不宁，神不守舍，故多梦易醒，彻夜不眠，健忘，心悸；血不上荣于面，故面色少华，舌质淡苔薄；脾伤则饮食无味，生化之源不足，血少气衰，故体倦而脉细弱。治疗原则为补益心脾，滋阴养血安神。方药可选归脾汤或天王补心丹加减。如兼见虚烦，舌红少苔，脉细数者去黄芪、白术、龙眼肉，加柏子仁、生地黄、麦冬、牡丹皮等；若心悸较甚，脉涩者，加肉桂。

心虚胆怯时可见失眠心悸，触事易惊，心中惕惕然，恐人将捕之，梦多，舌淡苔薄，脉弦细。此证多因心血虚则神摇不安；胆怯则善惊易恐，故触事易惊，失眠、心悸，而梦多；舌淡、脉弦细，为心虚证候。治疗原则为益气生血，养心安神，方药可选用仁熟散加补中益气汤。若心虚有痰，梦中惊悸怵惕，宜加用安神定志丸；若肝血不足，胆虚有热，咽喉干燥，虚烦不得眠，宜用酸枣仁汤，加茯苓、山萸肉、丹参、夜交藤等治之。

阴虚火旺时可见心烦不寐，躁扰不宁、心悸、腰酸。阴虚于下，火炎于上，故头痛、耳鸣、口干、津少、五心烦热；舌质红、脉细数，为阴虚火旺所致。治疗原则为滋阴清火，交通心肾，凉血，方药可选用黄连知母饮加上清汤。如肝肾阴虚，肝阳偏亢，相火内动，见眩晕耳鸣，多梦，遗精者，用大补阴丸。如火旺心躁加黄柏、知母、牡丹皮、远志、石菖蒲、枳实；重者加黄连、竹茹，连服数剂可痊愈。

湿痰壅遏时可见夜寐不得安，呕恶，胸痞，苔腻滑。此证多因湿痰壅遏于中，则胸痞；脾胃升降之道受阻，浊邪上逆则呕恶；湿痰中阻，胃气不和，则寐不安；苔腻、脉滑为内有湿痰的征象。治疗原则为燥湿化痰，和胃安神养肺，方药可选用二陈汤加酸枣仁安神饮。若心气不足，湿痰上逆者加人参、石菖蒲、远志、茯苓、麦冬；若口苦，苔黄腻，脉滑数，为痰郁化热，轻者加枳实、枳壳、竹茹；重者加黄连、黄柏。

肺　　痨

　　肺痨即肺结核，是一种具有传染性的慢性虚弱疾病。临床上以咳嗽胸闷气浅，隐隐作痛、潮热，咳脓痰腥臭，盗汗，脉浮有力等症为特征。

　　中医学对本病很早有认识，如大骨枯槁、大肉陷下、咳脱形、身热脉小以痰等。古书有虚痨和马刀侠瘿的论断，又有风作皮毛，热伤血脉，风言于肺之论述，血之凝滞，内热外邪，蓄结脓痰而成痨，久之即成结核病。

　　肺结核病即肺痨病，此病的因素，不外内外二因。内由为正气不足有气耗损，外因指痨菌邪毒入侵肺部引起此病。但在临床上往往内外二因互为因果，即正气不足之人最易感染此病。故曰凡人平素，保养元气，爱惜精血，瘵不可得而传，惟夫纵欲多淫，若不自觉，精血内耗，邪气外乘受内。此句强调了内因的重要意义，指出内因是致病的关键，外因是传染的条件。故劳倦过度、七情内伤、气血虚弱、阴阳亏损均是发生本病的根源。

　　本病主要为肺脏疾病，由于病邪之毒菌侵蚀肺脏，最易伤阴动热，使肺失清润，所以阴虚肺燥，从而表现出本病的基本病理变化。虚热伤阴，肺失滋润，形成阴虚肺燥，从而表现出咳嗽、咳血、声嘶等一系列症状。咳久肺气受损，病毒侵蚀肺腑，可导致肺脏气阴两亏，因脾为生化之源，若病久饮食调养不良，则脾气虚，可见食少、便溏，脾虚则水谷精气不能上输于肺，肺津不足，无以自养，使肺阴更虚。肾为先天之本，肺阴亏耗，不能下润于肾，使肾阴亏损，阴亏则虚火上扰，肺津受灼，可使肺气化源不足，说明本病的发展尚与脾肾亏虚密切相关。

由于真阴不足，导致心肝火旺，上炎灼肺，愈至烧灼肺阴，则为盗汗，不寐，性急善怒，胸胁疼痛等症；阴不敛阳，则为骨蒸，内热颧红；相火偏亢，动扰精室，而为梦遗；妇女伤及冲任，则为月经不调。

此外本病不仅能传遍五脏，在发展过程中，由于病邪的流注走窜，可出现许多兼症。若病邪游走经脉，则成马刀侠瘿；下注于肠，则成腹中包块；侵蚀骨髓，则成巴骨流痰等。肠鸣马刀侠瘿者，皆为劳得之。亦有或腹中有包块或胸后近下两旁有小结，多者乃至五六之说。这些论述，说明本病通过经脉的流传，可以使人体许多部位发生病变。总之肺痨病大多是阴虚，故曰阴虚者十之八九，阳虚者十之一二。它的病理部位虽以肺为主，但病机的演变又密切关系到脾肾二脏，甚则兼及心肝，以致五脏互为传变。阴津愈亏，则虚火愈亢，虚火愈亢则阴津愈伤。如此循环往复，以致五脏兼伤，阴损及阳，亢气耗损，阴阳两亏，但从疾病的整个过程来说，仍以阴为主。

本病的证候表现和经过不一致，有起病缓慢，逐渐加剧的；有急速发作，很快恶化的；常因人的脏腑气血盛衰而异，如肺卫亏虚的人常表现为反复的伤风感冒，或日久不愈的半声咳嗽而起病，故云伤风不醒便成痨。如肾气素虚的人，常以遗精或月经不调为最新察觉的症状；如心气不足的人，则常以动则心悸、气短、体力减退而起病；如脾胃亏虚的人，常因长期食欲不振，水谷纳少，倦怠无力，逐渐消瘦而起病；有的则因痨菌侵蚀肺叶，常感胸痛而发现患有本病。但一般病人的病情演变为初起微有咳嗽，倦怠无力，逐渐消瘦，食欲不振，偶或痰中挟有少量血丝；继则咳嗽加剧，干咳少痰，或痰多黄白不一，午后发热，手足心尤甚，两颧发赤，唇红，口干，或有形寒，时时咳血，甚则大量咯血，盗汗，失眠，胸部闷痛，腰痛，情志易动，男子则梦遗失精，女子则月经停止；终至大骨枯槁，大肉下陷，毛耸发焦，肌肤甲错，音哑声嘶，气喘，大便溏泄，肢体浮肿，渐趋危证。但概而言之，本病则以咳嗽、咳血、潮热、盗汗、胸痛、消瘦六大主症为特点。

本病的治疗方法，多由肺、脾、肾三脏着手，以滋阴降火为主，结合调补气血，培脾养肾，补益精血之法。也可结合现代医学抗痨治疗。同时，注意饮食调养，也是很重要的一环。

阴虚肺燥时多见午后潮热，手足心热，面赤颧红，精神倦怠，形体消瘦、盗汗、咳嗽、胸痛、咳血或痰中带血，或痰黄而稠，失声，口燥咽干，干咳无痰，舌质红，苔薄黄，脉细数。此证多因痨热袭肺，阴津受伤，虚火亢旺，故午后潮热，手足心热，面赤颧红；痨热耗阴，阴虚气弱，气阴亏乏，故精神倦怠，形体消瘦；阴虚阳亢，津液外泄，故盗汗；虚热灼肺，炼液为痰，肺失清肃，故咳嗽失音，或咳痰色黄而臭；咳伤肺络，故咯血，胸痛；伤阴化燥，则口燥咽干，鼻唇干燥，干咳无痰；舌质红，苔薄黄，脉细数为阴虚肺燥之象。治疗原则为滋阴润肺，宁咳止血，健脾杀菌，方药可选用月华散加减。如咳黄稠痰者加马兜铃、丝瓜壳、桑白皮；咳血者加三七、白及、侧柏叶；失音加白蜜、诃子、千层纸；咽干加麦冬、百合、玉竹、天冬、百部、知母等。

阴虚脾弱时可见除有阴虚肺燥的表现外，还有食欲不振，口淡少味，食后腹满，或嗳气，恶心，胁痛大便溏薄，或四肢不温，舌红少津，苔腻或薄腻少津，脉细弱。本病多因肺虚及脾，脾气受损，运化失调，故食欲不振，口淡少味，食后腹满；如兼气滞肝郁，则见嗳气，恶心，胁痛；如脾阳不足，则可见四肢不温，大便溏薄；苔红少津，乃肺阴不足。苔腻是脾不运化的征象，脉细是气阴亏虚之兆。治疗原则为滋阴润肺，甘温补脾益气，方药可选用保真汤加百部、怀山药、白芍、百合、旱莲草、鱼腥草。

肺肾阴虚时可见除有阴虚肺燥外，尚可见头昏耳鸣，遗精或月经失调，心烦易怒，心悸失眠，腰脊酸软，舌质红，舌苔薄黄少津，脉细数。此病乃因肺虚及肾，肾阴不足，髓海失养，故头昏耳鸣，腰脊酸软；肾不滋肝，肝火妄动，故心烦易怒；阴虚则相火偏旺，扰动精室，则遗精；伤及冲任则月经不调；心肾不交故心悸失眠。治疗原则为滋阴降火，补养肺肾，益精润肺，方药可选用百合固金汤合六味地黄汤加减。如肺肾虚甚者，加冬虫夏草、紫河车、锁阳、桑螵蛸；如遗精频繁，相火偏亢者，去泽泻，加龙骨、牡蛎；如失眠心悸甚，心神不宁者，加酸枣仁、柏子仁、夜交藤、合欢花、白茯苓。

脾肾阴虚时可见咳喘气短，自汗，面色苍白，形寒怕冷，手足不温，食少纳呆，大便溏，舌淡苔白滑，脉虚弱或沉涩。肾为气之根，肾阳虚衰，不能纳气归元，故咳喘而气短；脾肾阳虚，外卫不固，故自汗；精气源于水谷，化生于脾，又赖脾肾之能供养于全身；脾肾俱虚，体无精养，故面色苍白无华，或形寒怕冷，手足不温；脾阳不振，故食少纳呆，小便清长，大便溏。舌淡苔白滑，脉虚弱或沉迟，均为脾肾阳气不足的征象。治疗原则为温脾补肾，养阴壮阳，方药可选用拯阳理痨汤加减。若兼见舌红而干，形体消瘦，脉微细者，多属阴阳两亏的证候，治宜益气养营，填补精血，方药可用人参营养汤加阿胶、鹿角胶、枸杞子、冬虫夏草、山萸肉；滋补之品，多用胎盘精之类补养之。

臌胀论治

　　患者李田金，男，64 岁，广东省湛江市麻章区李家上村，病者儿子李秋龙。患者 2004 年 5 月 20 日上午患者儿子李秋龙用小车送病者李田金来看病。病者家属诉说病人曾在湛江市人民医院及附属医院检查，诊断为肝硬化腹水中期，在湛江两家院治疗数月未果，近日病情严重。经细致检查诊断，患者腹大如铜鼓，腹皮见青筋，按压有腹水现象，肝区压痛，胃脘及背部有放射疼痛之症状，消化不良，饮食减少或呕吐，大便干硬，小便少，色黄如茶，舌质红，舌苔厚，脉弦紧，行动难。

　　肝脏是重要的器官之一，其主要功能是分泌胆汁，贮藏动物淀粉，调节蛋白质、脂肪和碳水化合物的新陈代谢。肝脏是血库，而且是自身输血站。故人卧则血归于肝，肝受血而能视，足受血而能步，掌受血而能握，指受血而能摄。古代医书对肝脏藏血和调节血液循环已有深刻认识，人体内的血液是靠肝功能之造血和输送，肝脏也有解毒和凝作用。肝主疏泄，疏泄是疏通畅达，开发透泄之意。肝属木，木缺水会枯死，肝脏是血库，是输血站，人体患了肝病，造血功能失调就会导致死亡。病者患肝硬化腹水，故肝脏造血功能下降，肝脏硬化，吃进食物不能正常加工，就会出现恶心呕吐，食欲不振，肝脏分泌和产生胆汁的功能减弱，不能消化脂肪，因此会出现厌油腻，病人身体免疫功能下降；病毒侵入人体内易发生各种感染和扩散，久则纤维化变为肝硬化腹水，肝昏迷等危害病人生命，故患者在临床上有皮肤黄和眼虹膜发黄，尿色茶黄，体重下降并消瘦，肝区隐痛，疲倦无力等。

患者肝硬化腹水，由于肝脏造血功能失调，血海枯干，人体内不能供血输血，故肝司血海失控，疏泄失调，血海变为水液，久之变为黄色水液，故人体皮肤变为枯黄或出现腹水症状。肝硬化腹水因肝经湿热，病毒侵入肝脏所致。中医学认为攻而生之，补而死亡，该病应攻破病毒，凉血活血，祛水除湿为主，软肝收敛为根治。

本病治疗时共分为三个疗程。第一疗程药用半枝莲15克，田基黄15克，白花蛇舌草15克，绵茵陈20克，薏苡仁20克，苍术20克，白术20克，大腹皮25克，黄连15克，柴胡15克，炮穿山甲15克，鳖甲20克，板蓝根15克，穿破石15克，当归身15克，大黄8克。连服7天为第一疗程。

患者服完七天药后，2004年5月29日上午来复诊，病者病情好转，肝大及腹水初步消除，食欲好转。病者病情已见好转，肝腹水消除，眼孔金黄消除，但皮肤还有枯黄色，证实病症还未消除，腹部还有些鼓肿，胃部消化道不畅。第二疗程应继续以消肿下气，解毒活血为主，凉血健脾为辅。药用半枝莲 15 克，田基黄 15 克，白花蛇舌草 15 克，虎杖 15 克，板蓝根 15 克，柴胡 15 克，黄连 15 克，薏苡仁 20 克，苍术 20 克，车前子 20 克，猪苓 15 克，泽泻 15 克，当归身 15 克，炮穿山甲 15 克，鳖甲 20 克，丹参 30 克，生地黄 20 克，香附子 15 克，砂仁 15 克，枳实 15 克，莱菔子 25 克，大腹皮 20 克。此方每日一剂，水煎服，连服 10 剂后再复诊。

　　患者服完十天药后，于 2005 年 6 月 10 日上午 10 时复诊。病者诉说病情好转，腹水消除，皮肤枯黄消除，鼓气已下，胃道已好，食欲增加。诊见肝肿鼓气消除，眼孔枯黄消除，肌肤皮色枯黄变白，但手压腹部还有些鼓气，证实湿热还未彻底消除，脾胃还未恢复正常，吸收消化好转，造血功能还未正常调降。治疗应继续祛湿清热解毒，以活血凉血健脾为主，补血为辅助，使造血功能升降平衡，恢复身体健康。第三疗程药用田基黄 15 克，金银花 12 克，柴胡 15 克，薏苡仁 25 克，白术 15 克，白茯苓 15 克，丹参 30 克，当归身 20 克，白芍 15 克，生地黄 20 克，香附子 15 克，砂仁 15 克，山萸肉 15 克，熟地黄 20 克，川芎 15 克，黄芪 25 克，龟板 20 克，鸡内金 15 克，菟丝子 15 克，熟附子 15 克，生党参 15 克。每日一剂，水煎服。连服 10～15 剂，已全部恢复健康。

　　病者李光，男，42 岁，广东省遂溪县黄略镇白沙村人。于1991年3月，病者胞弟李光祖送患者李光来此治疗，患者诉说曾在湛江两院检查治病数月未果，现肚肿气顶，背部有反射性疼痛，体弱，劳作行动困难，食欲减少，要求诊断。检查肝肿气胀，肚大如鼓，肚皮有青筋数条，皮肤色黄如茶，眼孔变黄，手压肝部肿大粗硬，诊断为肝硬化腹水病。给病者滴注祛湿利水通小便针剂，药用金钱草15克，田基黄15克，白花蛇舌草15克，半枝莲15克，虎杖20克，路路通15克，车前子20克，莱菔子25克，大腹皮20克，大黄12克，绵茵陈20克，苍术20克，薏苡仁30克，柴胡15克，枳实20克，香附子15克，黄连15克，砂仁15克，猪苓20克，当归身15克。每日一剂，水煎服。此方连服7天，待查。

第二次在3月24日，患者李光复诊，病情好转，肝肿消除，皮肤由黄变白，眼孔变白，食欲增多，体质比前好。但肝及腹部还有鼓气，还需祛湿疏肝，下气活血，凉血健脾。药用绵茵陈15克，半枝莲15克，金钱草15克，田基黄15克，薏苡仁20克，苍术20克，生地黄20克，丹参30克，鳖甲20克，茯苓15克，当归身15克，枳实12克，黄连15克，香附子15克，砂仁15克，柴胡15克，虎杖15克，菟丝饼20克。每日一剂，水煎服。此方连服10天后病好痊愈。

肝癌的论治

　　患者李常，男，52 岁，广东省湛江市麻章区李家村。1991 年 4 月 7 日上午，病者家属用小车送患者来此诊病，家属诉说患者曾在湛江人民医院及附属医院诊定为肝血管癌，通过数月治疗未效，现病者两胁及肝区疼痛，体质消瘦，皮肤枯黄，胃脘压痛，消化不良，饮食减少或呕吐，大便干硬，小便赤黄，舌红苔厚，脉弦紧数，行动难。肝脏是重要器官之一，主要功能是分泌胆汁，贮藏动物淀粉，调节蛋白、脂肪和碳水化合物的新陈代谢。肝脏是血库，而且是自身输血站，故人卧则血归于肝，肝受血而能视，足受血而能步，掌受血而能握，指受血而能摄。古代医书对肝脏藏血液和调节血液循环已有深刻认识，人体内的血液是靠肝功能造血和输送，肝脏也有解毒和凝作用。肝主疏泄，疏泄是疏通畅达，开发透泄之意。肝属木，木缺水土会枯死。肝脏是血库，是输血站，人体患了肝病，造血功能失调就会导致死亡。病者患肝血管癌病，故肝脏造血功能失调，肝脏硬化，吃进食物不能正常加工，出现恶心呕吐，食欲不振，肝脏分泌和产生胆汁功能减弱，不能消化脂肪，因此会出现厌油腻。肝癌病人身体免疫功能下降，病毒及癌细胞侵入人体内易发生各种感染和扩散，久则纤维化变为肝硬化腹水、肝昏迷等危害病人生命，故患者在临床上有皮肤黄和眼虹膜发黄，尿色茶黄，体重下降并消瘦，肝区隐痛，疲倦无力等。

患者患肝血管癌，由于肝脏造血功能失调，血海枯干，人体内不能供血输血，故肝司血海失控，疏泄失调，血海变为水液，久之变为黄色水液，故人体皮肤变为枯黄或出现腹水症状。患者肝经湿热，肝气郁结，癌细胞侵入肝内，肝脏升降失调，中医学认为攻而生之，补而死之，该病应以攻破病毒，凉血活血为主。

第一疗程方药可用半枝莲 15 克，田基黄 15 克，白花蛇舌草 15 克，地丁 15 克，蒲公英 15 克，柴胡 15 克，虎杖 15 克，穿破石 15 克，黄连 15 克，炮穿山甲 15 克，鳖甲 20 克，没药 15 克，犀角 1 克，大黄 15 克，枳实 15 克，枳壳 15 克，香附子 15 克，砂仁 15 克，生地黄 20 克，丹参 30 克，车前子 20 克，绵茵陈 20 克。每日一剂，水煎服，连服 7 剂。

患者服完七天中药后，于 1991 年 4 月 24 日早上复诊，病者诉说病情好转，两胁疼痛消除，食欲好转。诊断为病情好转，疼痛消除，皮色枯黄减少，但肿块未消除。第二疗程应攻破癌细胞，消除肿块，以活血凉血为辅助。方药选用半枝莲 15 克，田基黄 15 克，白花蛇舌草 15 克，地丁 15 克，金银花 15 克，柴胡 15 克，穿破石 15 克，虎杖 15 克，枳实 20 克，枳壳 15 克，炮穿山甲15克，鳖甲15克，没药15克，车前子15克，苍术20克，薏苡仁20克，黄连15克，丹参25克，生地黄25克，当归身15克，木香15克，犀角1克，郁金15克。每日一剂，连服10剂。

第三疗程，病者服完第二疗程药后病情好转，癌细胞及肿块已消除，胃脘好转，食欲比前多，面色及皮肤枯黄消除。应继续消炎疏肝，凉血活血，以促脾之运化。药用田基黄15克，地丁15克，蒲公英15克，半枝莲15克，柴胡15克，虎杖20克，路路通15克，车前子15克，枳实15克，枳壳15克，苍术20克，茵陈20克，薏苡仁20克，茯苓15克，白术15克，当归身15克，丹参30克，炮穿山甲15克，鳖甲20克，龟板20克，黄连15克，香附子15克，砂仁15克，郁金15克。每日一剂，水煎服，连服15天，病症消除。

第四疗程，病症基本消除，应疏肝凉血，补脾提气。方药可选用薏苡仁20克，芡实20克，生党参15克，川芎15克，当归身15克，山萸肉15克，熟地黄20克，丹参25克，茯苓15克，大枣15克，黄芪20克，黄精15克，柴胡12克，白芍15克，白术15克。每日一剂，水煎服。连服5~7剂，即可恢复健康。

谈 痢 疾

痢疾是夏秋季节常见的肠道传染病之一。临证以腹痛、里急后重、下痢赤白脓血等为其特征。特别是在当今社会，生活水平不断提高，人们对生活及居住、食物的要求也随之提高，摄入高脂肪食品和过多的补品也普遍存在。所以食物过量等会影响肠胃功能，使之发炎发生肠壁和肠道感染，导致感染痢疾。

痢疾古称为滞下，肠澼称为大瘕泄，亦称为下利，或称痢。后有赤白痢、血痢、脓血痢、休息痢等的记载。对痢疾病人，大便性状的描述非常具体。如赤白相杂，重者状如脓涕，而血杂之，轻者白浓上有赤脉薄血，状如鱼脂脑。金元时期，发现痢疾具有传染性，流行性，故称为疫痢。

痢疾可分为湿热痢、疫毒痢、寒湿痢、休息痢等，临床上以湿热痢为多见，寒湿痢、休息痢多因湿热痢治疗不及时，或治疗不当，迁延日久而成疾。

祖国医学指的痢疾，主要包括现代医学的细菌性痢疾和阿米巴痢疾。

湿热疫毒病邪以及误食不洁的饮食，侵犯肠胃是痢疾发生的重要因素；素好肥甘厚味，肠道湿热蕴结，则外邪易于入侵。

湿热疫毒病邪，从口而入，直犯肠道，蕴结熏蒸，搏结气血，腐蚀肠膜，阻滞气机，使肠道传导失司，故出现腹痛、里急后重、下痢脓血等症。其中湿邪偏盛，多损及肠道气分，下痢赤白；热邪偏盛，多损肠道血络，以下痢赤血为主；湿热俱盛，则痢下赤白。素体虚弱，或病中过用寒凉，致中阳不足，祛邪无力，正虚邪恋，使病程迁延，时痢时止；甚至阴竭阳脱，濒于死亡。

痢疾的辨证，应注意分别虚实寒热，虚证表现为腹痛绵绵，痢下白冻，虚坐努责，形体薄弱，面色㿠白，倦郁困乏，脉细弱无力，常见于老年，久病病人；实证则腹痛坚满，痢后痛减，得食更甚，形体较强，苔腻，脉滑而实，多见于青壮年病人，病程多不长；寒证便如蟹沫，或淡红，紫黑血水，肠鸣冷痛，肛门坠胀，恶寒肢冷，倦怠少食，小便清长，脉沉细；热证为肛门灼热，腹痛里急，痢下脓血，或纯血鲜红，小便黄涩，全身壮热，烦渴呕逆，舌质红，苔黄腻，脉滑实有力。

在辨痢疾病情轻重方面，下痢一般能食者轻，不能食者重；有粪者轻，无粪者重；气短呃逆，唇如涂朱，发热不休，口糜者重，痢色如鱼脑、猪肝、屋漏水、赤豆汁，或下痢纯血者，都是五脏气竭的象征，均属重危之症。

在治疗上，应根据寒热虚实及病邪的轻重缓急而施治。如湿热偏重，当清热化湿；疫毒致痢，宜解毒凉血；噤口不食，当先降逆开噤；虚寒内盛，宜温阳化湿；休息久痢，当温中益气。

但本病病位在肠，痢邪一般从大便排除。其泻痢频繁，正是邪正交争，驱邪外出之象，所以一切影响驱邪外出的治法，在初期均当慎用。如过早使用收敛涩肠之剂，有留邪为患的害处；不适当地应用分利之治，利小便而实大便，既有碍于排除邪气，又伤阴液。

湿热痢时可见起病暴急，腹痛，里急后重，下痢赤白，一日数次，甚至十数次不等，肛门灼热，小便短赤，或恶寒发热，舌苔腻黄，脉滑数。此证多因湿热蕴蒸，故起病暴急；湿热下注于肠，故肛门灼热，小便短赤；湿热壅滞，肠道气血瘀阻，传化失常，故里急后重，下痢频繁；肠道气机郁滞，气血两伤，故下痢赤白，腹痛；如兼外邪，正邪相争，则见恶寒，发热；舌苔黄腻，脉滑数，均为湿热之征象。治疗原则为清热除湿，调气行血。方药可选用加减芩芍汤。若肛门坠胀者，加槟榔；腹痛，里急后重较甚，下痢不爽者，加大黄；兼食积，伴有饱胀嗳腐，腹痛拒按，痢后痛减，得食更甚者，加山楂肉、神曲、枳壳；偏湿重，加白茵陈、滑石、通草。也可用苦参40克，马齿苋40克，煎水服3次。或用苦参20克，凤尾草30克，煎水服3次。再或者地锦草30克，铁苋菜30克，煎水服三次。

疫毒痢时可见下痢暴作，腹中窘痛，脓血稠黏，一日夜十数行，甚至数十行，肛坠灼热，壮热口渴，烦躁，舌质红，苔黄，脉数。此证因疫毒充斥肠胃，故下痢暴作；正邪交争，气血阻滞，故腹中窘痛；疫毒壅盛，肠道气血两伤，故脓血稠黏，一日夜数十行；疫毒化火，伤津耗液，故壮热口渴；胃络通心，热毒熏蒸，故烦躁；舌质红，苔黄，脉数，均为疫毒充斥之象。治疗原则为清热解毒。方药可选用白头翁汤加黄连枳实汤。腹痛甚者，加赤芍、甘草、黄连、枳实；下痢纯血者，加阿胶、地榆；发热甚者，加金银花、黄连、炒荆芥、粉葛、蒲公英；初起湿热挟滞者，加大黄、枳实治之。

若兼内陷心包时，可见高热，神昏，谵语，抽搐等症。热毒内陷心包，闭塞心窍，故高热、神昏、谵语；心营热盛，引动肝风，故抽搐。急用紫雪丹或神犀丹，以凉血解毒，清心开窍，息风镇痉。如陷心包，兼胃肠热盛，肛门灼热窘痛，体质实者，当用牛黄承气汤治之。

气阴欲脱时可见面色苍白，四肢不温，大汗淋漓，气微不继，舌红少津，脉微细或伏。此乃是血为毒滞，气为血阻，阴液欲竭，元阳将脱之险证。急用参附汤合生脉散，甚至用此二方的针剂交替静脉滴注，以回阳固脱，养阴益气也。

寒湿痢时可见下痢不爽，里急后重，大便中夹白色黏液，胸痞腹痛，不欲饮食，舌苔白，脉缓。此证多因疫毒斥肠胃，故下痢暴作；正邪交争，气血阻滞，故腹中窘痛；疫毒壅盛，肠道气血两伤，故脓血稠黏，一日夜数十行；疫毒化火，伤津耗液，故壮热口渴；胃络通心，热毒熏蒸，故烦躁；舌质红，苔黄，脉数，均为疫毒充斥之象。治疗原则为温阳运脾，散寒化湿，方药可选用半苓汤加减。若寒湿伤脾，不欲饮者，加白术；若久痢伤及脾肾，阳气不能达于四末，出现手足逆冷者，去通草，加炮姜、附子。也可用黄连、吴茱萸各等分，研粉末，炼蜜为丸服之。或用木香 10 克，黄连 10 克，干姜 10 克，砂仁 10 克，水煎服之。或用大蒜头烧热，每次服一二头，日服 3 次。

休息痢时可见下痢反复发作，日久不愈。发作时腹痛，肛门重坠，下痢黏滞，或夹赤白，倦怠懒言，乏力，苔白或腻，脉数无力。此证乃是因痢久失治，或治疗不当，余邪留滞肠道，偶因饮食起居不常，即易诱发，故日久不愈，反复发作；久痢胃气虚，运化失司，故倦怠、懒言、乏力；正气受损，余邪留滞，气机不畅，故腹痛，肛门下坠，下痢黏滞或夹赤白；苔白腻，脉数无力，是体虚余邪未尽之象。治疗原则为益气运脾，扶正祛邪。方药可选用参苓白术散加味。若积热未尽，兼见下痢黏滞，或夹赤白，腹痛，烦躁渴，苔黄，脉数无力者，用椒梅汤加味。

噤口痢时可见饮食不下，恶心呕吐，胸腹胀满，下痢赤白或纯血，腹部窘痛，苔厚腻脉濡数。此证多为湿热疫毒蕴结肠中，上冲于胃，胃失和降所致。胃气上逆，则恶心呕吐；水浆不下，运化失常，升降失职，则胸腹胀满；湿热疫毒，充滞肠道，损伤气血，故下痢赤白；疫毒深入血分，则下痢纯血，腹中窘痛；舌苔厚腻，脉濡数，均为湿热内盛之象。治疗原则为清热降逆，和胃解毒，方药可选用加减泻心汤。若饮食入口即吐者，加吴茱萸、竹茹；腹满闷不解者，加厚朴、藿香、枳实；若服后即吐者，可先服玉枢丹少许，或健胃药再服上方。如久痢脾胃俱虚，胃气上逆而致噤口者，即可改用霍氏调中开噤法；若仍不欲食者，去黄连；如胃阴大伤，舌质红绛而干者，去半夏、黄连，加麦冬、石斛。

凡下痢日久不止，有伤阳、伤阴和寒热错杂的不同，临床必须辨证治疗。如痢久滑脱不禁，脱肛不收，虚坐努责，腹痛绵绵，喜按，胸闷食少，舌淡苔白，脉迟者，此为脾肾虚寒之证，宜温中止下，收涩固脱，用真人养脏汤治之。若是证见午后潮热，下痢脓血，舌红苔少，脉细数等症。此属久痢不愈，伤及阴血，湿热未尽之象，治宜清热祛湿，滋养阴血，可用驻车丸加减。本方有清热化湿，养阴育血之功，若久痢不止，寒热互见，虚实错杂，治宜寒热并用，可仿用乌梅丸加减法治之。

谈 感 冒

天有不测风云，月有圆有缺，人不能一生无病，但预防为主。

感冒是由于风、寒、热、湿毒邪从上呼吸道感染，或受六淫之邪伤及肺部所引起的外感疾病，轻者称为伤风，重者称为时行感冒，具有一定的传染性，可引起广泛的流行。本病四时皆有发生，以春冬季节较多，临床上以头痛、恶风、寒热、鼻塞、流清涕、脉浮为特征。

现代中医学认为普通感冒，上呼吸道感染，流行性感冒，均属感冒和时行感冒的范畴。

感冒的发生，主要是六淫的风邪，在气候反常，寒温失调，生活起居不慎，人体正气不足，卫气不固之时，邪毒乘虚侵入而致病。风为六淫之首，常挟时气入侵，故感冒在临床上常有风、寒、风热、兼疫气等多种病因素所致病。

外邪侵入，经肌表、口、鼻而首先犯肺。肺主气，属卫，司呼吸，开窍于鼻，外合皮毛。故病邪侵袭肺卫的主要病理变化，是使肺气失于宣降，卫气失去调节，由此而出现各种肺卫证候。一般病人体质较强，外邪侵袭病位仅局限于肺卫，尚易由表解而散之，但因感受邪气不同和体质的差异，临床上可有不同的证候表现。如素体阳虚的人，易感风寒热，引起肺失清肃，皮毛疏泄失度；素有痰湿的病人，易挟湿邪侵入，或引动内湿为患。体虚及年老体弱的病人，常不能鼓荡邪气外出，外邪由表入里，则病势加剧，或日久不已，可形成其他并发症病变。

感冒初起，病势轻浅，表现出一系列表证之舌脉征象。由于时令季节有冷暖，而风有寒热，体有虚实，病有兼挟，症有轻重的不同，必须根据不同的病情进行辨证施治。

本病的病位既在上焦肺卫，故宣肺解表，使病邪从汗解，是其基本治则。证属风寒的，当辛温解表；证属风热的，宜辛凉解表；兼挟湿邪的，宜疏风胜湿；正气不足，肺卫本虚的，不能专事发表，当以扶正祛邪为主。对这些不同性质的证候，应当辨清楚，若证属风寒或挟邪，误用辛凉，反使表卫气机凝滞，不得汗解，延长病情；证属风热或挟燥气，误用辛温，反促其化火耗液，伤络动血；体虚的人，发表过度必犯虚虚之戒也。

风寒感冒时可见恶寒发热，无汗，头痛，四肢酸痛，鼻塞流清涕，喉痒，咳嗽声重，吐痰清稀，舌苔薄白，脉浮紧之症状。此证乃寒为阴邪，其性凝滞。风寒外束，使卫外之阳气不能外达于肌表，故症见恶寒发热、无汗、头痛，甚至四肢酸痛；风寒邪气，侵袭肺卫，使肺气不宣，故证见鼻塞流清涕，咳嗽，声重；风邪在表，故脉浮，苔薄白；寒邪偏盛，故脉浮紧也。治疗原则为辛温发表，宣肺散寒，方药可选用荆防败毒散。若鼻塞头痛者，加白芷、苍耳子、勾藤；若见恶寒，身热不扬，头目胀痛，身重关节疼痛，脉浮缓者，用羌活胜湿汤以祛风胜湿；如里湿素盛，复感风寒，内外相引，影响脾胃运化，症见头痛、恶寒、胸痞、呕恶、纳呆、苔腻等，用藿香正气散；如风袭肺卫，肺气不宣，以咳嗽稀痰为主症，伴有鼻塞流涕，头痛，恶寒无汗，苔白脉浮等，用杏苏散；若咳而气促恶寒无汗者，加麻黄治之。气虚感冒，外受风寒，内有痰饮，出现恶寒发热，头痛鼻塞，咳嗽稀痰，胸膈不舒，苔白脉弱，常犯感冒，缠绵不愈，用参苏饮加味治之。素体阳虚的人，外感风寒，除具有一般风寒表证外，兼见肢冷倦怠，舌淡苔白，脉缓无力等。为阳气虚衰，不能鼓邪外出，虽按汗剂，难以作汗，或汗虽出，但卫阳已伤，病仍不去，促使病情恶化。治宜甘温益气，助阳发表，可用再造散治之。也可用紫苏 20 克，葱白 6 根，生姜 6 片，水煎服之，治风寒感冒，症状较轻者用之。或用紫苏 10 克，藿香 10 克，马鞭草 30 克，水煎服之。

　　风热感冒时可见发热恶风、头痛、有汗、咳嗽、咳黄稠痰，咽喉红痛，舌尖红，苔薄白微黄脉浮数。风为阳邪，阳从热化，伤及肺卫，表卫疏泄失度，故见发热，恶风，有汗或无汗；风热上于头目，故头痛；伤及咽喉，故咽喉肿痛；风热犯肺，肺发清肃，故咳嗽，咳黄稠痰；风热在表故脉浮数，苔白而微黄。治疗原则为辛凉解表，肃肺清热散风。方药可选用银翘散、桑菊饮。若头痛甚者，加桑叶、菊花；咳嗽甚，痰黄稠者，加黄芩、金银花、瓜蒌壳、贝母、杏仁、生地黄；咽痛甚者，加马勃、玄参、板蓝根、防风；高热、烦渴、汗出者，加石膏、知母、天花粉、牡丹皮；兼头胀、胸痞、呕恶、口淡、苔腻者，加藿香、半夏、厚朴、枳实。至于挟暑和兼感燥邪之证，可仿暑温、秋燥治疗。也可用桑叶15克，野菊花15克，芦根15克，黄芩15克，藿香8克，薄荷8克，或加水黄连10克，水煎服之即效也。

说 癫 狂

癫与狂，都是精神失常的疾病，由于症状各有不同，故有癫与狂之分。历代医家认为，癫与狂的发病原因，主要是由于情志受伤，形成痰浊，而病及心神所致，癫病多因痰气郁结，狂病则多痰火为患。在病理变化上，有时二者可以相互转化，故常癫狂并称。

根据癫狂的临床表现和特点，它包括了现代医学所说的精神分裂症，反应性精神病，器质性疾病所引起的精神障碍等症。因感染热病和中毒性精神病等出现的谵语、狂乱、精神错乱等症状，不属于本病范围。

癫与狂病，主要是由于情志受伤而引起。癫狂由七情所郁。癫证多由忧郁伤肝，肝气郁结，损伤于脾，致脾气不伸，运化失调，痰浊内生，痰气上逆，迷蒙心神，则沉默痴呆而发为癫病。也有因患思虑太过，损伤心脾，久则心虚神耗，不能自主，喃喃自语；或脾虚则不能生化气血，心神失养，使神无所主，语无伦次，颠倒错乱，而发展成为癫病者。狂证则多由忿郁暴怒，伤及肝胆，不得宣泄，郁而化火，木火乘胃，津液被熬，结成痰火，上扰心神，蒙蔽心窍，致使神志逆乱，喧扰不宁，躁妄打骂，成为狂病。狂由大惊、大怒，病在肝、胆、胃之经，三阳并而上升，故火炽则痰涌，心窍为之闭塞；癫由积忧积郁，病在心脾包络，三阴蔽而不宣，气郁则痰迷，神志为之混乱。说明气郁痰迷，火炽痰涌，而病及心神，使神志失常，实是癫狂病的主要病理。但癫病日久，即可见元气虚弱，心气不足的征象，亦可因痰气郁久化热，扰乱心神，而出现狂的证候。此外，临床上常见癫狂病人家族史中，多有患此病。

癫狂主要表现为神志错乱，但在证候上，则有阴阳之分，癫由气郁痰迷而喜静，故属阴，所以证见情绪若闷，神情呆滞，语言错乱等痴呆现象。狂由火炽痰涌，故属阳，所以，见登高而歌，弃衣而走，骂詈叫号等狂躁现象。因此，在临床上，首先应当辨其属癫属狂，然后予以不同治法。癫证应以理气解郁、涤痰为主；狂证则以泻火、涤痰、开窍为法，至于病延日久，脾运失职，气血来源不充，无以滋养心神，或病久阳气受损，以致正气虚弱，而出现实中兼虚的证候，则为根据阴阳气血亏损的不同情况，分别主次，予以施治。

癫证之痰气郁结时可见精神抑郁，表情淡薄，神志痴呆，语无伦次，或喃喃独语，出言无序，时哭时笑，不识秽洁，饮食少思，而见舌苔白腻，痰气郁结，则见脉弦细或弦滑。治疗原则为顺气解郁，化痰开窍。方药可见顺气导痰汤加远志、郁金、石菖蒲等。如见神思迷惘，表情呆钝，言语错乱，目瞪直视，舌苔白腻者，宜用苏合香丸。若痰湿壅盛，胸膈痞闷，口多痰涎，脉象滑大有力，形体壮实者，宜先用三圣散或控涎丹之类药以劫夺痰涎，然后再用本方。惟劫夺之剂，药性猛悍，应予慎用。若见不寐易惊，烦躁不安，舌质红，苔黄腻，脉滑数者，又为痰气郁而化热，宜用本方去生姜、木香、香附，加黄连、竹茹之类。若痰郁化火，高声吵嚷，打骂毁物，神昏志乱者，为痰火壅盛，发狂之证，应从狂病论治之。也可用白矾90克，郁金220克，研为细末，米糊为丸，如梧桐子大，每服50~60克，温开水送下，不拘时服之。或用萝卜子研末，加朱砂粉末，用温水调服一匙。

心脾两虚时可见神思恍惚，失眠多梦，沉默寡言，心悸易惊，悲伤欲哭，倦怠无力，饮食减少，舌质淡苔薄少，脉细无力。此证多因心脾两虚，气血不足，心神失养，故见失眠多梦，心悸易惊；心神不宁，则神思恍惚，沉默寡言；又心虚脏躁，则悲伤欲哭；脾虚失其健运，故饮食减少；舌质淡，脉细无力，均为心脾两虚，气血俱衰的证候也。治疗原则为补脾养血，养心安神。方药可选用养心汤。如心悸易惊者，加磁石、代赭石、龙齿之类；如见口干、心烦、舌质红、脉细数者，去肉桂、黄芪，加生地黄、麦冬、丹参、山萸肉之类。也可用紫河车晒干研末，炼蜜为丸，如梧桐子大，每次30丸，日服2次，空腹酒下治之。

狂证之痰火上扰时可见病起急骤，先有性情急躁，头痛失眠，两目怒视，面红目赤。突然狂乱无知，逾垣上屋，骂詈叫号，不避亲疏，或毁物打人，气力逾常，不食不眠，舌质绛，苔多黄腻，脉象弦大滑数。此证多因暴怒忿郁伤肝，肝火暴涨，挟痰热上扰神明，而致失眠；痰火蒙蔽心窍，则狂乱无知，骂詈不避亲疏；四肢为诸阳之本，阳气盛则能登高而气力逾常；肝火暴盛，上扰清窍，故头痛，面赤目赤；火属阳，阳主动，故发病急剧，狂暴不休；舌红绛，苔黄腻，脉象弦大滑数，均属痰火壅盛，阳亢热实的证候也。治疗原则为镇心涤痰，清肝泻火。方药可选用生铁落饮。若肝经郁火较甚，胸闷烦乱者，去天冬、麦冬、玄参、橘红皮，加郁金、焦栀子、黄连、黄柏；若脉弦实，肝胆火盛者，用当归龙荟丸，加朱砂；若大便秘结，舌苔黄糙，脉实大者，用礞石滚痰丸或涤痰汤治之，如烦渴引饮，唇燥干裂者，加石膏、知母、黄柏、黄连治之。若火势渐衰，沉默痴呆，其状如癫，痰浊未清者，可按癫证论治。也可用乌梅6个，巴豆6粒，去油成粉，二味同研粉，粥为丸，如玉米大，朱砂为衣。成人服6~8丸，临卧前白开水送下。待泻4~5次后，服冷稀粥之治为好。

火盛伤阴时可见狂病日久，病势转缓，呼之便能自止，且有疲惫之象，但有时多言善惊，时而狂躁，形瘦面红，唇燥口干，舌质红少苔，脉细数。此证乃因狂病日久，火盛伤阴，心血内耗。阴虚则火热上炎，故见烦躁，形瘦，面红，唇燥等征象；心神失养，为虚火所扰，故多言善惊，时而狂躁；舌质红，脉细数，为阴虚有热的征象。治疗原则为滋阴降火，安神定志。方药可选用二阴煎合定志丸。如火热不甚者，去黄连；挟痰者，加天竺黄、川贝、橘红皮之类。

　　癫与狂，都是因情志受伤，形成痰浊而病及心神，以致发生神志失常的疾病。但一为痰气，一为痰火，有阴阳之分，二者既能单独存在，在发展中又可以互相转化，所以，在治疗时，必须辨证施治。对本病的治疗，必须注意精神因素，避免不良刺激，还应加强护理工作，以防意外。针灸对本病有一定的疗效，可以结合应用之。

谈痧证

　　中国的农村或城市，在夏秋季节痧证都常有发生。痧证是以卒然头痛、头晕，胸腹闷胀或绞痛，或欲吐不吐，或欲泻不泻，或四肢麻木，或唇甲青紫，甚则昏厥，呈现闭塞不通之象为特征的一种病症，多为感受四时不正之气，秽浊邪毒之邪，引起体内一时气机运行障碍，气血郁滞所形成的。

　　夏秋季节，天暑下逼，地湿上腾，暑湿交蒸，暑为阳邪，易于化火成毒，湿为阴邪，每多兼夹秽浊，若饥饿劳逸过度，或盛暑远行，贪凉饮冷，或冒雨涉水，感受外界寒暑湿邪，或进入臭秽恶毒的地方，感触恶毒异气。外邪乘虚由口鼻入于心胸、脾胃直至经络脏腑，使正气壅塞，气机运行障碍，气血郁滞不行，出现种种阴闭和逆乱的证候。若病邪入于气分，则毒中于气而作肿作胀；入于血分，则毒中于血而为蓄瘀；阻于肠胃则见中焦气机壅塞或逆乱之证；入于脏腑则卒然倒仆，昏不知人，若感邪较重，充斥于经络脏腑，以致表里俱病，出现各种危重证候。

　　本病由于感邪轻重、人体盛衰不同，故病情有轻重之分。痧证因邪从外受，导致人体一时气机阻碍，气血郁滞，故在治疗时，无论人体的虚实，有无兼证，均应以开闭驱邪为先，使气血畅通，然后调治，否则阻闭更甚，易趋恶化严重。临床上应注意与霍乱、中暑、中风、痫证、厥证等鉴别，以免误治。

痧证与霍乱、中暑、中风、痫证、厥证的鉴别有六点：一是痧证起病急骤，胸腹闷胀，或疼痛，肘窝、腘窝、颈前两旁常见青紫痧筋，偶有昏迷，多在夏秋季节，与秽浊物有关。二是霍乱乃发生在夏秋季节，忽然暴吐下泻，泻物如米泔汁或清水，比较剧烈，重者昏迷，与饮食秽浊物引起有关。三是中暑发病多在夏秋季节，起病急速，壮热气短，面赤烦渴，汗大出，重者有时有些吐泻。四者中风之起病无季节性，发病急骤，忽然呈口眼歪斜或半身不遂等状，但有后遗症。五者痫证起病无定时间，无季节性。起病时手足搐抽搐、眼睛上视等，有口唾涎沫流出，昏倒后可有异常的声音。六者厥证起病急骤，但无季节性，四肢逆冷，无吐泻，有时有昏迷，但醒后多如常人。

痧证的治法，一般分外治法和内治法两种，外治法用刮痧法，内治法则应辨证施治。痧之在肌肤，当刮即刮，痧之在肌内，当放即放，痧在肠胃肝脾肾三经，当药即药。若痧气肆行，不拘表里，传遍皆周，当内外治法兼用之。总之，说明此证治法应随证灵活运用为宜。

热痧时可见卒然头晕闷乱，身热不宁，眩冒欲绝，或四肢麻木，舌红苔黄，脉洪数。此证多因烈日暴晒，或盛暑远行，暑邪伤人，阻闭胸腹气机，故胸闷烦忧，身热不宁；暑邪上扰清窍，故头晕，或眩冒欲绝；气机阻闭，营卫之气不能达于四末，故四肢麻木；舌红苔黄，脉洪数，为暑热炽盛之象。治疗原则当祛暑逐邪，芳香开窍。可先针刺十宣、少商，以泄其邪热，方药可用雷氏芳香化浊法。若见热偏重者，加栀子、防风、连翘；浊邪偏重者，加苍术、神曲、金银花；若病势急重者，先服玉枢丹，以芳香开窍急治之。

寒痧的主要表现为发病急骤，突然头晕胸闷，恶心腹痛，四肢麻木，面色苍白，唇甲青紫，甚则身上两肘、两腘等处青筋暴露，舌淡苔白，脉沉微。此证多因生冷不节，损伤脾胃，或寒湿直中太阴，阻滞中焦，故胸闷，恶心腹痛；寒湿中阻，脾不升清，清阳不能濡养清窍，故面色苍白，头晕不适；阳气被阻，不能温养四肢，故肢冷发麻；寒湿阻滞血脉，故唇甲青紫，甚至两肘、两腘等处青筋暴露；舌淡苔白，乃阳气衰微之象也。治疗原则为散寒除湿，芳香开窍。方药可用藿香正气散加味。若病势急重者，加痧疫回春丹 0.4 克，温水吞服即效。

秽浊之主要表现为腹痛闷乱，全身胀痛，唇甲青紫，甚至卒然昏倒，舌暗苔白，脉沉伏。此证多因室内空气不好，吸受秽浊之气，或入荒冢、地窖、矿井等邪毒之地，感受秽浊邪毒之邪，引起人体气机阻闭，气血运行逆乱，故出现上述诸证候。治疗原则为开窍逐邪，辟秽解毒，方药可用痧疫回春丹。

　　同时并用针刺曲池、少商穴，令其少量出血，以泄毒邪。若证见欲吐不吐，欲泻不泻，胸腹胀痛者，可参照干霍乱论治；在昏倒不语时，气血壅滞，刺血不出，可用宝花散，清茶稍冷冲服，以急开其闭，待神志稍清醒后，再随症调治。总之，内闭之时，切忌早用寒凉，以防邪毒愈遏愈深，反致不能外解而趋恶化。

　　痧证急救时，应保持环境安静，空气流通，特别是热闭痧证，宜保持通风、凉爽。禁止服热酒、热汤和甜酸食物，可用淡盐开水稍冷服。

　　发病时，胸闷烦乱者，可采用民间刮痧，扯痧的方法，即在肘窝、腘窝或颈部两则，先用凉水轻拍后，再用手指扯之，或用光滑瓷器，涂上刮痧油刮之，直至局部现出红痧子或乌斑时，病势即可缓和。

　　病势缓解后，饮食忌骤食与过饱，清淡饮食最佳，以免肠胃气机阻滞，病而复发。累患痧者，多因胃气本虚，痧证痊愈以后，忌食荤腥厚味。

妇 科 论

　　中医学对妇科病证的认识及辨证，是从生理和病理的角度着手的，是以脏腑、经络、气血的活动为基础的。而女性由于有生育子女的特点，故在脏腑方面有子宫，在生理方面有月经、胎孕、产育、哺乳，在病理方面有经、带、胎、产的疾病，这些是与男性不同之处。中医学对女性生理、病理的认识，就是从子宫、月经、胎孕、产育、哺乳等与脏腑、经络、气血的关系来研究的。

　　月经病除全身情况，包括食、眠、二便等均与内科无异外，还应着重月经的期、量、色、质、气味以及下腹部的胀满或疼痛等来分析。以期而论，一般周期提前，多为血热或血虚；周期延长，多为气虚或血寒；周期先后无定，多为肝郁或肾虚；经期延长，多为气虚或血热；经期缩短，多为血虚或虚寒。以量而论，量多者，以血热或气虚常见；量少者，以血虚或血寒较多。以色而论，色鲜红或紫红者属热，暗红者属寒，淡红者为虚，黯淡如烟尘水者为虚寒。以质而论，稠黏者属热属实，清稀者属虚属寒，瘀块者属瘀。再如气味臭秽者多热，无臭者多寒，恶臭难闻者属瘀血败浊为患，病多险恶。经期腹痛，喜按为虚，拒按为实；经后痛为虚。平时下腹作痛，经期加重多属湿热蕴结，气血瘀滞；经期下腹胀满不舒多属气滞。

以上系从月经的期、量、色、质以及下腹胀痛等，分别辨别病性的寒、热、虚、实，而临床实际须结合起来分析。以月经先期为例，如兼有经期延长，经量过多，色红或紫，质稠，其气臭秽，下腹胀，为血热气滞；量多，色淡，质清，下腹空坠，为气虚；量正常或少，色鲜红，质稠，腹不痛为阴虚血热。总之，临证时必须四诊合参，全面综合分析，才能比较正确地辨证。

带下病的辨证应从白带的色、质、气味来分析。一般以色黄、黏稠为实证、热证；白色、清稀为虚证、寒证；其气臭腥为虚寒；如色黄或绿如脓，稠黏，有臭秽气，多属湿热蕴结；色白或状如清涕，或伴有精神疲倦，或兼饮食减少，多属脾湿下注；白带挟血，淋漓不净，多属阴虚内热挟湿；清稀量多，或伴腰痛无力，多属肾阳不足；色灰白浑浊，或杂见异色，有恶臭，多属败血瘀浊。

生育年龄月经正常的妇女，有停经、思酸作呕，倦怠喜睡，厌食择食，脉滑者，应考虑早期妊娠。怀孕以后，胎动下血，色淡质清或伴神倦气短或脉弱者，属气血两虚；兼见腰酸无力，小腹下坠者，属肾虚；血色鲜红或伴心烦口干或色红，脉滑数者，属血热。妊娠恶阻，呕吐厌食或脉缓滑无力者，多为脾胃气虚；呕吐苦水或酸水，或伴脉弦者，多为肝胃气逆；呕吐痰涎，脘闷作胀或兼脉沉滑无力者，属脾虚；兼见腰膝酸痛或畏寒怯冷，脉或沉迟者，属肾阳不足；妊娠晚期，出现头晕、头痛、眼花、胸闷作呕等，为先兆子痫，应积极处理，预防发展为子痫证。

凡孕妇产后，古有三审之说，一审下腹痛与不痛，以辨有无恶露停滞；二审大便通与不通，以验津液的盛衰；三审乳汁行与不行以及饮食多少，以查胃气的强弱，这是一般的了解。另外还应注意恶露的量、色、质、气味，以及有无发热等。如恶露量多、秽臭、下腹疼痛拒按，甚或身热、头痛、渴欲饮冷、舌红、苔黄、脉洪数者，多为热毒直犯胞宫，损伤冲任。量少而多日不净，色紫黯，有小血块，下腹痛而拒按，多为瘀血停滞。色淡质清，多为血不足。产后乳少，乳房胀硬而痛，胸胁胀满，胃纳不佳，多为肝气郁滞。如乳房柔软，无胀痛，乳汁少而清稀，多为气血虚弱。

以上辨证特点，是根据经、带、胎、产的常见证候来叙述的。在临床运用时，还应结合患者的形、气、色、脉以及全身症状，运用四诊、八纲、病因、脏腑、气血、经络等基本理论综合分析才能做出结论，以达到治疗目的。